Accompagner la vie
Accompagner la souffrance

Une analyse en milieu hospitalier

www.librairieharmattan.com
diffusion.harmattan@wanadoo.fr
harmattan1@wanadoo.fr

© L'Harmattan, 2007
ISBN : 978-2-296-02392-5
EAN : 9782296023925

DENISE KÜNZI

Accompagner la vie
Accompagner la souffrance

Une analyse en milieu hospitalier

L'Harmattan
5-7, rue de l'École-Polytechnique ; 75005 Paris
FRANCE

L'Harmattan Hongrie	**Espace L'Harmattan Kinshasa**	**L'Harmattan Italia**	**L'Harmattan Burkina Faso**
Könyvesbolt	Fac..des Sc. Sociales, Pol. et	Via Degli Artisti, 15	1200 logements villa 96
Kossuth L. u. 14-16	Adm ; BP243, KIN XI	10124 Torino	12D2260
1053 Budapest	Université de Kinshasa – RDC	ITALIE	Ouagadougou 12

Santé, Sociétés et Cultures
Collection dirigée par Jean Nadal

Peut-on être à l'écoute de la souffrance, en comprendre les racines et y apporter des remèdes, hors d'un champ culturel et linguistique, d'un imaginaire social, des mythes et des rituels ? Qu'en est-il alors du concept d'inconscient ? Pour répondre à ces questions, la collection *Santé, Sociétés et Cultures* propose documents, témoignages et analyses qui se veulent être au plus près de la recherche et de la confrontation interdisciplinaire.

Déjà parus

Pierre ZAMET, *À la recherche des besoins perdus*, 2006.
Pélagie PAPOUTSAKI, *Enfant surdoué, adulte créateur ?* 2006.
Jean-Loup CLEMENT, *Mon père, c'est mon père. L'histoire singulière des enfants conçus par Insémination Artificielle avec Donneur*, 2006.
Alain LEFEVRE, *Calédonie mon amour*, 2006.
G. BRANDIBAS et R. FOURASTÉ (dir.), *Les accidentés de l'école*, 2005.
Christian MIEL, *Toxicomanie et hypnose. A partir d'une clinique psychanalytique de la toxicomanie*, 2005.
Christinne CALONNE, *Les violences du pouvoir*, 2005.
Dominique BRUNET, *L'enfant maltraité ou l'enfant oublié*, 2005.
Jacques GAILLARD, *Expérience sensorielle et apprentissage*, 2004.
Albert MOYNE, *L'autre adolescence,* 2004
Pierre et Rose DALENS, Laurent MALTERRE, *L'unité psychothérapique*, 2004.
Michèle GUILLIN-HURLIN, *La musicothérapie réceptive et son au-delà*, 2004.
Luc-Christophe GUILLERM, *Naufragés à la dérive*, 2004.
Gérard THOURAILLE, *Relaxation et présence humaine. Autour d'une expérience intime*, 2004.
Régis ROBIN ; *Malaise en psychiatrie*, 2003.
Claude LORIN, *Pourquoi devient-on malade ?*, 2003.

Ces gens dont l'âme et la chair sont blessées ont une grandeur que n'auront jamais ceux qui portent leur vie en triomphe.

Christian Bobin

I. INTRODUCTION

1. Présentation de l'ouvrage

Cet ouvrage se propose d'analyser la pratique de l'accompagnement du patient hospitalisé. C'est habituellement le propre des unités de soins palliatifs[1] que d'offrir ce type de présence auprès du patient, là où s'ouvre la réflexion sur «tout ce qu'on peut encore faire lorsqu'il n'y a plus rien à faire» et que la mort est au bout du chemin. Est-ce à dire que l'accompagnement n'a sa place, en milieu hospitalier, que dans ce type d'unité? Qu'il n'a d'influence que sur le processus de mourir et non sur le processus de guérir ? Il s'agira de tirer au clair cette question.

Nous nous pencherons sur le quotidien de la vie à l'hôpital pour débusquer, dans le vécu du patient, quelques particularités psychosociologiques, émotionnelles et spirituelles pouvant expliquer tel ou tel de ses comportements. Ceux-ci en effet présentent certaines caractéristiques inhérentes au contexte hospitalier, sous le poids notamment des contraintes institutionnelles. Nous nous concentrerons donc sur des situations vécues en unités de soins. Toutefois, que le patient se trouve en consultation ambulatoire ou en milieu hospitalisé, ses questions restent les mêmes lorsqu'il s'interroge sur sa relation avec son médecin, sur le sens de ce qu'il vit ou sur la gestion émotionnelle de sa maladie. De ce fait, l'analyse des situations offrira aussi à tout accompagnant intervenant hors milieu hospitalier des outils de décodage de situations.

Revenant plus spécifiquement à l'hôpital, il s'agira de montrer qu'il existe un lien entre le *bien-être émotionnel* du patient et trois données: le temps disponible pour le malade, la pratique de l'écoute centrée sur la per-

---

[1] C'est «l'ensemble des soins et de l'accompagnement psychologique apportés à un malade en fin de vie» (Petit Larousse).

sonne (et pas seulement sur le problème) et le choix de recourir à des entretiens non directifs. C'est une vision qui peut sembler utopique, notamment en termes de rythmes et de ressources humaines à l'intérieur de l'hôpital ; elle va sans doute à l'encontre des impératifs avancés par le pouvoir managérial à l'œuvre dans tout établissement, qui recherche avant tout l'efficience[2], ce qui est d'ailleurs son rôle dans l'institution. Pourtant, la médecine psychosomatique prend ce facteur de bien-être émotionnel au sérieux lorsqu'elle parle de processus d'amélioration, voire de guérison du patient. Quant aux soignants, ils peuvent raisonnablement en espérer une bonne adhésion du malade au plan thérapeutique. C'est donc un objectif à examiner de plus près.

Cet ouvrage est destiné à accompagner la réflexion des soignants afin qu'ils trouvent le savoir-être qui leur est propre, dans lequel ils se sentent en harmonie avec eux-mêmes et avec leur patient. Il est aussi destiné aux formateurs de ces soignants pour leur offrir un éclairage supplémentaire capable d'enrichir la transmission de leurs savoirs. Enfin, il serait sans doute utile au pouvoir managérial des établissements hospitaliers pour qu'il prenne pleinement en considération la dimension humaine dans la gestion des ressources humaines, et pas seulement la dimension économique.

Par ailleurs, en proposant un éclairage sur le vieillissement, la souffrance et la spiritualité, l'analyse proposée se situe bien dans les préoccupations humanistes de notre société actuelle. En ce sens, elle peut contribuer à nourrir la réflexion d'un vaste public.

2. L'approche

2.1 L'analyse de l'accompagnement

Elle requiert une vision systémique des faits : au centre se trouve le patient, ses besoins et ses relations avec le monde hospitalier, auxquels il réagit selon sa sensibilité propre. Autour de lui gravitent des sphères que l'on peut analyser sous l'angle de la psychosociologie, de la psychologie médicale et de la psychologie religieuse aussi, car l'accompagnement spirituel n'est plus l'apanage exclusif des ecclésiastiques. Entrent aussi en ligne de compte la gestion des ressources humaines dans l'hôpital et celle des deniers publics, car une véritable attention prioritaire accordée aux besoins du patient révèle son coût à travers les besoins en personnel spécialisé qu'elle suscite.

Aucun de ces mondes ne peut se déclarer indépendant des autres : lorsque les managers parlent de compression de personnel, sous la pression des gestionnaires du budget (c'est la sphère managériale), ils prennent le risque de bousculer la qualité des relations soignant/soigné (sphère de la psycho-

---

[2] C'est-à-dire le minimum de dépenses pour le maximum d'efficacité.

logie médicale). Si, de son côté, la psychologie religieuse démontre que les réponses de type dogmatique ne sont plus adéquates pour répondre aux préoccupations spirituelles du patient, elle vient questionner la sphère de la gestion des ressources humaines, en suggérant que cet accompagnement peut être laïcisé, donc échapper à un mandat traditionnellement à charge des Eglises reconnues.

Au milieu de ce système de relations se trouve le patient, qui change lui aussi : il veut être écouté et que quelqu'un se préoccupe d'accompagner sa quête, lorsqu'il cherche à entendre une voix intérieure lui parlant du sens de la vie et de la mort. Son questionnement n'est plus forcément religieux, mais en disparaît-il pour autant ? C'est la sphère de la spiritualité. Par ailleurs, ce patient n'accepte plus non plus de se placer *ipso facto* dans une position de soumission et de dépendance face au pouvoir médical. Il commence à parler de ses droits plutôt que d'en rester à ses devoirs. C'est le domaine de la psychosociologie, qui vient à son tour heurter la sphère de la psychologie médicale.

Une analyse de l'accompagnement se doit de prendre en considération ces différentes sphères et les influences qu'elles exercent les unes sur les autres. Elle touchera donc à la fois des domaines techniques, psycho-émotionnels et spirituels de la relation humaine dans l'hôpital.

2.2 Les récits d'accompagnement

Les éclairages conceptuels seront illustrés par des situations présentées par des accompagnants exerçant leur fonction à divers titres dans un établissement hospitalier. Ces fonctions ne sont pas toujours précisées, sauf si le badge qui les explicite peut induire un *a priori* dans l'établissement de la relation soignant-soigné.

D'autre part, il faut préciser ici que les récits ne sont pas des *verbatims*[3]. Ils sont une *reconstitution* des interactions avec un patient et de l'aboutissement de celles-ci à l'intérieur d'un *processus* d'accompagnement. Celui-ci peut s'être déroulé en une heure comme en plusieurs jours.

Par ailleurs, le principe de l'entretien non directif qui régit ces accompagnements fait que, le plus souvent, le point crucial n'apparaît pas immédiatement dans l'entretien, donc dans le récit, mais après un prologue plus ou moins long dans les interactions avec le patient, voire après plusieurs entretiens. Ainsi les récits contiennent-ils souvent beaucoup de détails, qui peuvent apparaître, à première vue, comme superflus, voire «décoratifs».

Il est cependant utile de les laisser apparaître, car ils révèlent le *principe* de l'accompagnement : cheminer aux côtés du patient sans chercher à le guider sur une voie déterminée, même si celle-ci apparaît au soignant comme étant la plus adéquate sur l'instant. Ces détails, caractéristiques du

---

[3] C'est-à-dire une restitution aussi fidèle que possible du dialogue avec le patient, dans un entretien déterminé.

type d'entretien choisi, peuvent également être précieux au moins sur deux plans :
>   a) créer le lien, en montrant l'acceptation inconditionnelle du patient par l'accompagnant ;
>   b) révéler, à travers l'observation du non verbal, l'état émotionnel du patient.

Par ailleurs, ils servent à doter la technique d'écoute d'instruments tels que la reformulation, qui permet la relance du discours du patient, en cas de besoin. Enfin, ils représentent une chance de découvrir, sur le terrain, une vérité énoncée par Graf Dürkheim. Celui-ci écrit en effet que « l'extraordinaire est dans la profondeur de l'ordinaire », charge à l'accompagnant d'être attentif à ce superficiel comme prélude possible, et souvent nécessaire, à l'essentiel : la découverte, par exemple, des valeurs fondamentales de son patient, sur lesquelles ce dernier peut prendre appui pour (re)découvrir ses besoins et les ressources possibles dont il dispose. Celles-ci sont en effet parfois difficiles à décrypter, tant elles peuvent être cachées sous des mouvements d'humeur, une apparente insouciance ou encore des comportements de soumission résignée de sa part.

3. L'éclairage psychosociologique

Les récits présentés endossent le filtre de la subjectivité : l'accompagnant rapporte le *vécu* du patient, qui ne tient souvent pas compte de la réalité des soins, de la charge des soignants ni des impératifs biomédicaux. Ils signent donc les aléas de l'adaptation du patient à son hospitalisation et d'une compliance[4] qui, parfois, boitille. Il peut donc être utile de disposer, par la psychosociologie, d'outils supplémentaires de perception et d'analyse de la situation, afin de pouvoir accueillir les soubresauts émotionnels du patient non pas comme une remise en question des aptitudes des soignants, mais bien pour ce qu'ils sont : des signaux d'une difficile acceptation de la réalité.

Par ailleurs, les éclairages psychosociologiques sur ces récits montrent qu'il est illusoire de penser qu'il existe, dans le processus de l'hospitalisation, une seule réalité plus ou moins large, et que celle-ci découle de lois naturelles où causes et effets s'enchaîneraient de façon immuable. Ce serait par exemple le propre d'une approche exclusivement biomédicale de la maladie, qui dirait que diagnostic et traitement convergent *ipso facto* vers la guérison ou la sédation des symptômes. Or, comme nous venons de le voir, ce que l'on observe durant l'hospitalisation suggère qu'un grand nombre de facteurs entrent en interrelation et que ces facteurs peuvent interro-

---

[4] C'est-à-dire de l'adhésion du patient au plan thérapeutique le concernant, gage de sa coopération.

ger autant le pouvoir médical et le pouvoir managérial à l'œuvre au sein de l'hôpital que la position de certains ecclésiastiques face à la souffrance et à la spiritualité.

Les récits présentés permettent d'entrevoir deux grandes catégories de besoins psycho-émotionnels auxquels tout patient est confronté – plus ou moins intensément – et qui sont inhérents au fait d'être hospitalisé :
- décharger le trop-plein de peur, de tristesse et/ou de colère face à la maladie, aux examens, à la guérison qui tarde, au manque d'informations, et parfois face aux soignants ;
- redevenir «quelqu'un», muni de ses rôles, de son identité, de sa puissance, de son expérience de vie, et sortir de la passivité et de la soumission plus ou moins rebelle dont il est menacé.

Le plus souvent, le patient passe par une ou plusieurs étapes avant de pouvoir retrouver ses marques : raconter son présent tel qu'il le voit, raconter des souvenirs ; raconter des événements douloureux du passé ; parfois encore se défaire des entraves qui bloquent son cheminement spirituel, en osant par exemple attaquer l'Eglise, ses dogmes, voire ses ministres.

La liste n'est pas exhaustive. Un seul récit offre une multitude de pistes. La plupart d'entre elles peuvent se placer sous les deux auvents de la reconstruction identitaire et de la décharge émotionnelle. Ce sont les bénéfices que l'accompagnement du malade peut proposer aux soignants soucieux d'un *partenariat* avec le patient ; ce type d'intervention ne relève ni d'une position psychothérapeutique ni d'une posture de dame de compagnie, mais d'une *présence écoutante*.

4. Un exemple de travail à partir d'un récit

Avant toute chose, il faut préciser qu'aucune des personnes dont le récit est présenté dans cet ouvrage ne reconnaîtra son histoire. Toutes les précautions ont été prises afin qu'aucune identité personnelle ne soit reconnaissable, secret professionnel oblige.

Le récit qui suit est destiné à expliciter la démarche de travail à partir de la narration d'un accompagnement. Les concepts qu'il permet de découvrir sont écrits, dans les commentaires qui suivent, en italique, ceci pour permettre leur repérage. Ils seront explicités en détails dans la suite de cet ouvrage, au fur et à mesure de sa progression.

«Heureux ceux qui pleurent : ils seront consolés». Paul me cite sa Béatitude préférée. C'est son réconfort de tous les jours. Pour le moment, il cafarde. Le diabète l'envahit, détruisant ses artères, menaçant de gangrène ses extrémités. Accepter l'amputation? Ne pas l'accepter? Il est balancé d'un pôle à l'autre avec, pour musique de fond, l'intolérable douleur que seule la morphine apaise.

Paul cite d'emblée le problème qui l'envahit : la gangrène. Il doit décider s'il acceptera ou non l'amputation. Il annonce aussi, en citant un verset biblique, son espoir d'être consolé un jour. Il semble montrer par ailleurs une certaine culture religieuse.

La tentation serait grande, pour l'accompagnant, de se concentrer immédiatement sur le problème énoncé : l'amputation. Toutefois, une telle orientation irait à l'encontre du principe de l'*entretien non directif* et de la position d'*écoutant thérapeutique* qui est la sienne. Ceci permet de mieux percevoir la *spécificité de l'accompagnement* et son territoire propre : il n'appartient pas à cet intervenant de résoudre un problème biomédical ni d'orienter, à l'instar d'un psychothérapeute, le discours du patient. Tout au plus l'accompagnant pourrait-il demander à Paul s'il souhaite en dire davantage sur les émotions qu'il vit.

Par contre, la référence biblique que cite d'emblée le patient donne à penser que l'entretien pourrait avoir une *résonance spirituelle*, voire *religieuse*.

« C'est un homme grand, mince. Il y a plus de cinquante ans, il a définitivement quitté les Indes – on les appelait ainsi, de son temps – enfant perdu dans les affres de la partition du sous-continent. Il a vécu l'insupportable ballottement de tous ceux qui comme lui, un peu Anglais parce qu'ayant reçu cette éducation-là, Indien parce que toutes ses cellules le clament, ne savent plus très bien à quel monde se rattacher. Pourtant, parce que la musique était sa vie, qu'il en était bercé depuis tout petit, il a réussi à faire face : conservatoire mené en virtuose, Paul est devenu chef d'orchestre, il a vécu sa vie avec passion. »

En poursuivant la non-directivité dans l'entretien, l'accompagnant permet à Paul d'annoncer son identité professionnelle, acquise de haute lutte après une adolescence mouvementée pour cause d'émigration. Ce besoin d'*affirmer son identité* fait partie de la recherche psycho-émotionnelle du patient hospitalisé : redevenir quelqu'un muni de ses rôles et de son identité.

« Mais aujourd'hui, assis au travers de son lit, il a mal, il a peur et il est seul :
– Voyager partout dans le monde, ça n'aide pas à créer une famille. Ma femme et mes enfants restaient ici pendant que je voyageais. Ils ont fait leur vie, moi j'ai fait la mienne. Aujourd'hui, nous sommes presque des étrangers les uns pour les autres. Bien sûr, ils me respectent. Mais je ne vois pas de tendresse dans leurs yeux. Je voudrais...
Il s'interrompt, lève la main en signe d'impuissance (ou de reddition ?), puis reprend :
– Alors vous comprenez, cette Béatitude me parle beaucoup. Même si je ne suis pas spécialement chrétien. Je ne sais pas très bien ce que je

suis, d'ailleurs. Mais elle me console, elle me donne l'espoir que tout ceci aura une fin, qu'un jour ça ira mieux.
En attendant, il suffit de serrer les dents, de pleurer en cachette – surtout si on est un homme. Et Paul de se bagarrer avec des préceptes intérieurs qui l'exhortent au stoïcisme en épuisant ses maigres ressources. Il est assis, juste un peu voûté, les mains croisées sur ses cuisses, les yeux baissés. L'image même du cafard. »

Paul parle de son isolement, de sa souffrance par rapport à ses enfants ; il décrit sa relation avec eux comme vidée de toute affection. Sa *posture* confirme la profonde tristesse qui est la sienne. Par ailleurs, à propos de cette émotion, il a sans doute laissé échapper une phrase du genre « mais je ne la montre pas » pour que l'accompagnant puisse penser qu'il est aux prises avec une injonction intérieure lui enjoignant d'*être fort* dans toute circonstance.

« *Les Béatitudes, ce sont de vieux souvenirs du collège, en Angleterre, où règnent la discipline et l'honneur, dans la révérence au souverain : les lits froids des dortoirs pas chauffés, la petite table qui ne permet aucune cachette, aucune possession un tant soit peu intime. Et autant d'âmes fortes de garçons en culottes courtes, venus de tous les horizons, dont aucun ne montre qu'il grelotte sous les premières neiges de novembre. Noblesse oblige.*
Dans la chapelle du collège, le dimanche, le choeur des enfants impubères remplit l'espace de ces voix frêles et fortes en même temps. Il atteint chaque banc, chaque stèle, chaque recoin où des inconscients se cacheraient bien pour échapper aux foudres divines que l'officiant du dimanche menace de libérer en cas de désobéissance.
– Soyez soumis, souffrez en silence,
leur répète-t-on. C'est ainsi que Dieu vous veut pour pouvoir vous sauver, vous consoler. Ça prendra du temps, ça n'est pas pour cette vie, mais quand vous serez morts, vous serez heureux. C'est le règne de la terreur, dans une solitude au moins égale à celle des grands froids de l'hiver. Il forge en Paul un caractère d'une trempe incroyable, apte à tout affronter, tout supporter sans faillir, sans frémir non plus.
Béatitudes, ça vient de "beatus", en latin : heureux. Heureux de souffrir ? Avec, de-ci de-là, des petites pointes de joie : son premier concert, sa mère qui l'applaudit, debout, des larmes plein les yeux sous le coup de l'émotion :
– C'est mon fils !
Son père, major de son état, n'aime guère ces débordements. Mais enfin, ça ne durera pas !
Après de quatre-vingts ans, Paul est rattrapé par ses souvenirs qui lui viennent pêle-mêle, par son image de grand adolescent franchement gauche qui voudrait tant exploser, que ce soit d'enthousiasme, de colère

ou de tendresse. Toutefois, dans son milieu, on ne se laisse pas aller de la sorte. Les Béatitudes, ça va bien dans ce cadre, et en plus ça aide à asseoir l'autorité familiale : Dieu aussi nous veut disciplinés, subissant la souffrance sans nous rebiffer. L'essentiel est de savoir courber l'échine et attendre la récompense. »

Dans cette évocation, on voit émerger le phénomène de *réminiscence*, c'est-à-dire l'arrivée spontanée de souvenirs qui entrent en résonance avec le vécu d'aujourd'hui. Ceci fait partie des caractéristiques de la personne âgée et nous verrons, parmi les outils d'accompagnement, que l'*accueil du récit de vie* du patient amène souvent une certaine pacification par rapport à un passé douloureux.

Par ailleurs, Paul fait spontanément le lien entre la terreur distillée par son éducation religieuse et son attitude dans la vie, où *il subit la souffrance* comme une fatalité, en espérant qu'après la mort tout ira mieux. Il y a là un travail à faire, qui fait appel à un territoire où s'entremêlent psychosociologie et théologie.

« A mettre ainsi en mots son cafard et sa colère, Paul fait exploser une idée reçue qui lui dit depuis toujours que tout cela, c'est pour son bien. Il devient pensif, puis soudain se met à farfouiller dans son tiroir, sortant pêle-mêle des partitions, des fiches d'information sur les examens invasifs qu'il subit et ses réserves de mouchoirs en papier. Dans un coin il trouve un livre aux pages cornées qu'il se met à feuilleter. Puis :
– C'est là, écoutez !
Et il me lit ce qu'il a souligné dans le texte : "Qu'allez-vous faire de vos blessures ? Vous y soumettre et faire une carrière de victime (...) ? Vous venger en exposant vos souffrances (...) ? Souffrir en cachette et faire de votre sourire un masque ? Ou renforcer la partie saine de votre personne afin de lutter contre la meurtrissure et devenir humain malgré tout ?".
Nous devenons songeurs, l'un et l'autre.
– Alors, les Béatitudes...
Il se rebiffe : non, les Béatitudes ne peuvent pas être un appel à la souffrance muette, et si c'est cela quand même, il aime mieux s'en passer :
– Je ne veux plus de cette souffrance vécue dans la soumission en vue d'un avenir meilleur. Je me suis assez résigné, j'ai assez obéi à l'Eglise et à mes parents. »

Paul fait spontanément le lien avec un texte qu'il a lu (Cyrulnik, 1999) et qui l'interpelle par rapport à son présent : quel rôle peut-il jouer aujourd'hui, avec ses capacités d'adulte, pour ne pas rester dans sa souffrance morale ? Son cheminement suggère qu'il fait preuve de *résilience*. Il semble que cette réaction lui permette de reprendre le contrôle sur ce qu'il vit, de refuser dorénavant la *soumission*, voire la *résignation*. Il montre par ailleurs que cela risque bien de passer par un certain nombre de ruptures (Eglise, parents, par exemple).

> *« Le soir descend sur l'hôpital. Nous nous taisons longuement. Puis il reprend :*
> *– Qu'est-ce que je fais de mon cafard ? Je pleure en silence et mes fils ne savent même pas combien je regrette d'avoir gâché leur enfance par mes absences.*
> *La nuit est maintenant tombée. Les lumières de la ville témoignent des milliers de foyers où l'on mange, on couche les enfants, on se cause, parfois. Paul se lève :*
> *– Je vous laisse, j'ai à faire.*
> *Au passage, il met sa main sur mon épaule. »*

Un long moment de silence a suivi la décision de Paul de ne plus obéir à ses injonctions intérieures. L'accompagnant s'abstient de donner une orientation à l'entretien, voire un conseil, ce qui montre qu'il gère bien le silence. Visiblement, il sait bien aussi utiliser le capital temps à sa disposition, en laissant à Paul tout le temps qu'il faut pour réfléchir, pour partir sans doute aussi dans un dialogue intérieur dont émerge la décision d'agir, plutôt que de subir. C'est Paul qui met fin à l'entretien.

Un éclairage final sur ce récit nous permet de constater que le problème énoncé en début d'entretien (accepter ou refuser l'amputation) n'est pas le même que celui qui émerge en force lorsque l'intervenant permet à Paul, par sa non-directivité, de se diriger librement vers ce qui est le problème le plus douloureux pour lui en ces temps d'hospitalisation : sa solitude affective et sa croyance qu'il n'y a rien d'autre à faire qu'à supporter les événements en serrant les dents et en attendant des jours meilleurs.

La méthode de travail à partir des récits d'accompagnement dans cet ouvrage se présentera de manière assez semblable à l'exemple ci-dessus. Les textes seront systématiquement suivis d'analyse et de commentaires.

> *A celui qui veut vivre*
> *Attentivement*
> *Il sera donné en plus*
> *De ses mille et une raisons de rire*
> *De ses mille et une raisons de pleurer*
> *L'émotion pure et permanente*
> *D'exister...*
>
> Jean-Yves Leloup

II. L'ACCOMPAGNANT

1. Le métier

1.1 Accompagner

L'histoire pourrait paraître à première vue assez simple : il s'agit d'apaiser et d'encourager des patients qui souffrent, que l'on soigne, et qui le plus souvent guérissent. Donc de savoir consoler et réconforter. Mais comment? Caresser la main et assurer que «ça ira bientôt mieux»? Que tout a un sens et qu'il faut le chercher? Qu'il suffit d'ancrer une indéfectible confiance dans le pouvoir médical – même lorsque celui-ci tend à cacher l'issue fatale de la maladie pour ne pas causer d'inquiétude inutile? Que «Dieu vous guérira», ou encore qu'«il ne faut pas penser à des choses tristes» lorsque telle petite grand-mère vous confie son désir de mourir?

Ces questions paraissent abruptes, elles sont volontairement caricaturales. Il ne s'agit, en fait, «que» de savoir et de pouvoir accueillir des états émotionnels de toutes sortes, des questions, des refus, des fuites ou des formes d'agression. Mais aussi des lueurs d'espoirs, des remises en route et des processus qui ressemblent parfois à de nouvelles naissances. Ne sont pas seules en jeu, pour ce faire, les capacités cognitives de l'intervenant. A l'instar de toute forme de relation humaine, la pratique de l'accompagnement le remet en question en lui révélant ses vulnérabilités et ses blessures intimes. Cette pratique est donc indissociable d'un travail sur soi-même, autant dans l'optique de ne pas être abattu ou envahi par la souffrance de l'autre que par l'absolue nécessité de ne pas le contaminer avec ses propres croyances et sa souffrance. *Primum non nocere* – avant toute chose ne pas nuire. Nous y reviendrons plus loin.

1.2 Une beauté mythique

Accompagner, c'est être là dans le silence auprès du mourant qui gémit mais n'a plus de parole; parler avec l'homme encore jeune qui pleure, à travers son corps, sa puissance perdue pour cause de mère abusive; deviser dans l'insouciance avec la femme, condamnée, qui ne veut rien savoir, ou encore qui ne sait rien, car cela se trouve; revenir dix fois dans la chambre du nonagénaire qui sanglote :
– Elle est où, ma Lisette ?
et caresser son épaule. C'est arriver dans une chambre avec rien d'autre à proposer qu'un moment de présence : pas de tisane, de soin ou de questions qui permettent d'entrer facilement en contact et de nouer la conversation. Lancer seulement :
– Je viens vous dire bonjour
et laisser la place au patient, là où il en est ce jour-là, sans hypothèse ni idée préconçue sur ce qui serait bon pour lui dans sa situation. Parfois aussi ce n'est qu'ouvrir la fenêtre, lisser les draps ou ranger les pantoufles, parce qu'aujourd'hui, c'est cela qui est important pour lui.

On peut alors se sentir loin du cheminement exaltant que suggèrent parfois certains écrits de Marie de Hennezel (1995), où chaque visite aurait un impact bien perceptible sur le vécu du patient, où on pourrait se dire, par exemple, que quelque chose a visiblement changé dans ce quotidien de la souffrance, où chaque rencontre mènerait à une progression. Et pourtant, l'accompagnant n'est pas, en ces moments-là, vide ou inutile : il agit simplement sur un autre niveau, il vit une autre forme de relation qui laisse davantage de place au tâtonnement.

Johanne de Montigny (1991) écrit qu'il y a un certain mythe de la beauté de l'accompagnement. Les morceaux d'histoires de vie qui sont racontés dans cet ouvrage peuvent donner l'impression que chaque jour est porteur d'une victoire sur le mal ou d'une forme de résurrection après un long passage dans la nuit et le brouillard. Or il faut parfois pour cela des temps longs de mûrissement intérieur.

> *« Ces récits masquent une autre réalité : celle de tous les jours où je me retrouve dans l'unité les bras ballants ou les mains dans les poches, à me demander à quoi je sers. Soit parce que je suis transparente aux yeux des soignants, qui virevoltent en tous sens, écrasés par un trop-plein de travail dans lequel je ne trouve pas ma place, soit parce qu'aucun patient n'a envie de ma présence ce jour-là : il y a en moi, comme en tout le monde, des moments de flottement ou de malaise intérieur où je n'ai rien à donner ni à partager. Les malades le ressentent et n'en sont pas preneurs.*
>
> *D'autres ne veulent tout simplement pas qu'on pénètre, pourrait-on dire, dans leur territoire, dans l'espace physique et psychique qu'ils délimitent autour de leur lit. Ils ont le pouvoir de refuser ma visite et ils le font, parfois pour toujours. »*

Ainsi s'exprime Marianne, accompagnante dans une unité de réhabilitation. On pourrait ajouter aussi que ces récits ne disent pas ou peu les heures de doute, d'anxiété, de tâtonnement ou de rechute que vit un patient, ni les heures de soins, d'écoute et d'attention qu'une équipe pluridisciplinaire lui dispense. Ces heures sont autant de pièces d'un puzzle qui se construit progressivement, jusqu'à ce que l'image apparaisse un jour, à moins que le processus ne se grippe. L'accompagnement est une pièce de ce puzzle, et il se trouve parfois que c'est cette pièce-là qui révèle, après de multiples errances, le sens de l'image. A d'autres moments manquent une ou plusieurs pièces pour que l'image soit complète et sa révélation libératrice.

Il s'agit donc, par souci d'honnêteté, de ne pas occulter ce qui peut apparaître comme les ratés de la journée, qu'ils soient imputables aux contraintes institutionnelles, à la fragilité des patients ou à la propre vulnérabilité de l'accompagnant. Ainsi en est-il peut-être dans le récit qui relate l'accompagnement de Michée :

« – Vieillir, c'est vraiment moche. On ne sert plus à rien, tout se déglingue, on a mal partout. Pfoui ! On devrait pouvoir partir quand on veut. Comme ça, on débarrasserait le plancher, on ne coûterait plus rien à la société. Et ça ne ferait de peine à personne puisque de toute façon, il n'y a plus personne pour nous pleurer.
Elle s'appelle Michée. C'est également le nom que portait la dernière sorcière brûlée sur la place publique de sa commune.
– Moi aussi, j'ai l'air d'une sorcière, non ? Je suis peut-être sa réincarnation !
Elle pouffe. Michée navigue généralement entre les larmes et la colère contre la vie qui se dégrade et contre sa solitude de veuve, "orpheline" par ailleurs de ses propres enfants. Car Michée a nonante-six ans et ses enfants sont morts avant elle : deux jumeaux, décédés presque ensemble à septante-huit ans, un âge statistiquement correct pour des hommes. Lorsqu'elle en parle, la tristesse gagne du terrain.
Elle qui a toujours été indépendante, elle se retrouve maintenant dans une "maison" où on lui dicte ses horaires, on la lange. C'est le retour de manivelle. Avec ses jumeaux, la toute jeune mère qu'elle était n'avait pas le temps de "faire du sentiment" côté pipi-caca de ses enfants, il fallait que ça marche droit. Aujourd'hui, c'est elle qui doit marcher droit.
Sauf que nonante-six ans d'expérience de vie, de responsabilités, de crises parfois résolues, parfois pas, ça ne prédispose pas à l'obéissance. Il y a en elle ce vieux sursaut qui dit :
– Mais qu'est-ce qu'elle sait de la vie ?
lorsque l'aide-soignante, vingt-trois ans cet été, vient la chercher d'une main ferme – ça fait presque mal – pour la conduire aux toilettes.
Alors tout vaudrait mieux que la dépendance. Ici, à l'hôpital, ça n'est pas meilleur, car elle ne comprend rien à ce qu'on lui fait : on la radio-

graphie partout, elle avale des sondes, elle doit en accepter ailleurs dans son intimité, on la pique tous les jours. A son âge ça lui fait autant d'hématomes, car ses vaisseaux sont bien fragiles. Le tout dans une totale solitude, car ses fils ne s'étant pas mariés, il n'y a ni belles-filles ni petits-enfants pour venir la voir. Michée est seule au monde.
La première fois que je suis venue la voir, elle a regardé longuement mon badge de bénévole d'aumônerie, puis elle m'a chassée:
– La religion, c'est pas mon truc.
Parler d'autre chose? Elle m'a regardée comme un oiseau bizarre.
– Bof! Aujourd'hui je suis fatiguée. Et puis il y a sûrement plus malheureux que moi. Moi ça va. Non, non. Non merci. Je n'ai besoin de rien.
Elle a poussé d'un cran le son de sa télévision puis s'est tournée côté fenêtre, en position de foetus.
A mon deuxième passage, je m'y suis prise autrement:
– Je viens juste vous dire bonjour.
– Ah... bonjour!
– J'étais dans les parages, je venais voir si vous aviez besoin de quelque chose.
Et je suis repartie parce qu'elle n'avait besoin de rien.
La semaine suivante, elle a accepté que je lui arrange ses coussins et que je lui verse un verre d'eau. Je suis repartie en pensant au renard qui enseigne au Petit Prince l'art et la manière de l'apprivoiser: "Tu t'assoiras d'abord un peu loin de moi, comme ça, dans l'herbe. Je te regarderai du coin de l'œil et tu ne diras rien. (...) Mais chaque jour, tu pourras t'asseoir un peu plus près...".
Un mercredi, Michée m'arrête lorsque je me prépare à quitter sa chambre, après avoir réglé le store. Sous l'effet de la surprise je me retourne, inquiète. Elle me désigne un petit flacon sur sa table de nuit: "Huile aux fleurs relaxantes":
– Est-ce que vous me feriez une petite friction sur l'épaule? J'ai un peu mal aujourd'hui.
Elle dénude son épaule et je la masse avec cette huile qui sent les plantes, la vie, et qui surtout lui permet de rompre l'isolement. Ce n'est pas parce qu'on est vieux qu'on n'a plus besoin de caresses.
Je repose le flacon d'huile sur la table de nuit. Michée a fermé les yeux, et dans un murmure un peu chahuté m'annonce que ça va tout de suite mieux. Ce jour-là, elle n'a pas branché la télévision, elle m'a raconté, un peu, ce que fut sa vie.
La semaine suivante, lorsque j'arrive dans l'unité, son nom a disparu du tableau. Michée est morte dans la nuit de dimanche à lundi, emportant avec elle le mystère du flacon d'huile pour frictions, reçu d'un ou d'une visiteuse que je ne connaîtrai jamais ».

Analyse et commentaires
Le point central de ce récit montre que l'accompagnante respecte strictement le territoire de Michée et sa volonté, dans un premier temps, de ne pas avoir de contact avec qui que ce soit – hormis les interactions obligées avec les soignants. Par le biais des services qu'elle peut lui rendre, elle parvient toutefois à s'approcher un peu de la patiente. Ce n'est que *in extremis* qu'un contact s'amorce. On peut penser que ses visites «pour rien» ont fonctionné comme une *revalorisation narcissique* pour une patiente qui, a priori, a une bien mauvaise image d'elle-même : elles semblent amorcer en effet un processus qui pourrait permettre à celle-ci d'aller vers une meilleure *image de soi*.
On peut aussi penser que le petit massage que Michée finit par lui demander fonctionne comme un antidote au risque de *désafférentation sociale* chez la personne âgée[5]. En effet, il arrive fréquemment que celle-ci ne soit plus touchée par les soignants que pour des raisons fonctionnelles. La demande de Michée révélerait alors son besoin de sortir de l'isolement social et affectif dans lequel elle se trouve.
Par ailleurs, Michée nous confronte à une des visions sur le vieillissement, tel que le décrit le *modèle médical* à propos de l'avancée en âge : ce modèle voit le vieillissement comme une série de changements biologiques et sociaux menant à la dégradation générale de la personne, prélude à sa mort. Mishara & Riedel (1994) admettent (nécessairement) que ceux-ci ont une profonde répercussion sur l'état psychologique de la personne. Toutefois, un autre modèle propose une vision selon laquelle le vieillissement est aussi porteur de chances de croissance : c'est la *perspective psychosociologique*. Celle-ci offre de multiples pistes d'accompagnement de la personne âgée. Nous y reviendrons donc plus loin.
Enfin, la réflexion de Michée («la religion, c'est pas mon truc») aurait permis d'envisager, si la patiente l'avait souhaité, un accompagnement spirituel ou religieux. De telles paroles révèlent en effet souvent des blessures psycho-émotionnelles provenant du catéchisme dans l'enfance ou l'adolescence de la personne. L'accompagnante, bien qu'appartenant à une aumônerie, respecte le besoin de Michée de parler prioritairement des aspects socio-affectifs de sa vie : ce faisant, elle accueille son récit de vie. C'est un des outils d'accompagnement de la personne âgée.
On peut souligner, pour terminer, qu'il n'existe pas d'adjectif qui qualifie des parents ayant perdu un enfant. Un décès dans la famille amène un conjoint veuf et des enfants orphelins, mais aucune forme d'identité pour des parents survivants.

---

[5] Ce terme décrit l'interruption pathologique des messages sensitifs arrivant à la moelle épinière. Il est utilisé en médecine sociale et en psychiatrie pour nommer la perte d'impact cognitif et affectif des stimuli provenant du monde extérieur.

1.3 Une remise en question personnelle

La relation humaine, quelle qu'elle soit, ne nous laisse jamais intact : elle est porteuse de joies, de stimuli indispensables à la vie, de blessures et de chamboulements. A plus forte raison lorsqu'elle se déroule dans le cadre d'un accompagnement d'une personne en état de vulnérabilité accrue : le patient. Voici le bilan (provisoire) que fait Anne-Marie, psychologue, sur ses premières années de pratique :

> *« La réalité du quotidien m'a conduite à un voyage intérieur : quand j'ai commencé ce travail, je me croyais armée d'un amour du prochain à toute épreuve et d'une inaltérable patience. Munie de ces atouts, il me semblait que j'allais "réussir" tous mes accompagnements : je ne serais jamais en défaut de disponibilité ou d'ouverture à l'autre, je serais conforme au modèle idéal que m'avaient suggéré ma formation et mes lectures.*
>
> *Quelques années plus tard, je dois bien admettre aujourd'hui que je suis loin d'aimer tout le monde et que certains patients m'agacent ou me déstabilisent au point de me faire perdre les pédales. Ou encore me révèlent mes peurs. Parfois aussi, je me surprends à penser à autre chose lorsque quelqu'un me raconte son quotidien. Je n'en suis pas pour autant une mauvaise accompagnante, je suis seulement devenue plus lucide sur mes limites et mes mouvements intérieurs.*
>
> *Il s'est agi pour moi de prendre conscience de l'imposture que peut représenter parfois mon attitude d'accueil inconditionnel et de douceur : par moment cette image – qui généralement me correspond plutôt bien – devient un masque derrière lequel bouillonnent l'impatience, la lassitude, le jugement péremptoire. Rien ne transparaît dans mon comportement, et c'est tant mieux, mais aussi rien ne passe ma censure intérieure, qui pourrait me faire prendre conscience qu'il est temps de m'arrêter d'écouter. Je deviens alors une accompagnante dévouée et passive.*
>
> *Il a fallu que je fasse un travail sur moi-même, que je me remette en question pour que je me rende compte que je suis, comme tout le monde, fatigable et porteuse de nervosité, de préjugés et de désintérêt par rapport à autrui. Accepter que j'héberge en moi la patience et l'irritabilité, le respect de l'autre et le jugement péremptoire, la douceur et la violence ».*

Ce qui importe, dans la reconnaissance de ces dispositions intérieures si contradictoires, c'est de ne pas nier qu'elles puissent exister et cohabiter. Le danger serait de penser que la chose est impossible. Ceux qui consacrent tout ou partie de leur temps à la relation d'aide sont menacés de cette illusion : croire que l'idéal (religieux ou simplement humain) dont ils sont porteurs les met à l'abri de l'émergence de sentiments négatifs à l'égard de la personne aidée.

Au contraire, savoir les repérer et les accepter comme faisant partie de soi-même conduit à une salutaire attitude intérieure de non-jugement à l'égard d'autrui et d'empathie vraie, mâtinés d'humilité et de compétence professionnelle : «(…) ce n'est pas l'absence de sentiments qui est signe d'une bonne technique, mais plutôt que les émotions donnent lieu à un travail de repérage» (Cifali, 1994).

On peut sans crainte citer également Jean-Daniel Causse (2001) lorsqu'il écrit: «L'accompagnement ne se situe pas dans une sérénité que rien ne viendrait inquiéter, mais plutôt dans une situation d'équilibre instable, en redéfinition constante, dans une sorte de fragilité qui signe simplement que notre histoire, nos troubles, nos blessures, notre perception de nous-même, sont toujours en jeu dans l'acte même d'accompagnement». Car tout être humain est porteur de blessures anciennes plus ou moins graves, plus ou moins cicatrisées et plus ou moins conscientes, qui jouent un rôle dans la perception qu'il a de lui-même et d'autrui.

Mireille Cifali, dans l'ouvrage précité, dit avoir voulu «démonter la croyance selon laquelle la générosité serait sans ambivalence, qu'il est 'naturel' de vouloir venir au secours de son prochain». Elle ajoute que toute personne exerçant un métier de l'humain est contrainte à une démarche où «il s'agit de (…) débusquer l'ombre derrière la lumière, l'intéressement derrière l'altruisme, l'égoïsme derrière la générosité, le narcissisme derrière le don». Pour cet auteur, il est de la responsabilité de chacun «d'agir avec la plus grande circonspection, pour ne pas se laisser emporter dans les travers de l'aide».

En tant qu'accompagnant, il est dangereux pour soi-même et pour autrui de ne pas entrer dans une démarche d'introspection. Ce travail ne se fait pas par un simple effort de (bonne) volonté. L'intervenant a besoin du regard (qualifié) d'un autre sur ce qu'il fait, ce qu'il dit et ce qu'il ressent, qui lui permette de prendre conscience de ses zones de cécité là où, par exemple, son histoire personnelle entre en résonance avec celle du patient ou parfois la supplante, entraînant la confusion émotionnelle dans l'esprit des deux interlocuteurs. Pour accompagner, il faut être prêt à être accompagné soi-même : «s'y repérer – travail jamais achevé – pour ne pas ajouter ses angoisses à celui qui souffre» (Cifali, op. cit). En d'autres termes, ce travail a besoin d'un *superviseur*.

L'outil principal du travail de supervision est une des formes de la *démarche clinique*[6] : «Partir de ce qui est arrivé. S'extraire d'une situation, l'exposer, la parler, la partager sans crainte et dès lors entrevoir ce qui a été gommé ou ce qui fut trop centré. Abdiquer sa toute-puissance et laisser tomber le masque d'une idéalité. Avancer dans l'incompréhension, égrener

---

[6] Voici la définition que Mireille Cifali en donne dans le même ouvrage : «c'est un espace où une pratique trouve à se théoriser en partant d'une situation singulière et de l'implication de celui qui y est compris comme professionnel. Son outil classique est les études de cas».

l'angoisse et l'incertain. Désigner la limite. Observer, décrire, ne pas demeurer extérieur et mesurer sa propre dimension. Comprendre un peu, accepter la part qui reste incompréhensible. Formuler des questions. Consentir à se perdre, puis, avec le temps, construire des repères. Cultiver le désir de chercher et, du même coup, se former…» (Cifali, op. cit.).

La supervision représente une précaution minimum face au risque d'être submergé par l'histoire du patient. Mais aussi, elle permet à l'accompagnant d'assumer son impuissance face à la souffrance, plutôt que de tomber dans un élan de sympathie désolée, qui le pousserait à partir dans les bons conseils, la recherche de solutions ou le «c'est comme moi…». Car la sympathie n'est pas l'empathie, elle n'en possède pas les potentialités d'apaisement. Elle n'est pas loin de représenter, dans une démarche d'accompagnement comme dans une relation de type psychothérapeutique, une forme de leurre ou de masque social qui ressemblerait à la pose rapide d'un pansement sur une blessure. La sympathie ne fait qu'affirmer une présence amicale, elle n'ouvre pas la porte à une relation où domine l'écoute du patient.

C'est la protection du patient qui est tout d'abord en point de mire, pour lui assurer au maximum possible une *présence empathique* à ses côtés. Carl Rogers (1968) écrit que celle-ci consiste à «saisir instant par instant ce que le client éprouve dans son monde intérieur (…) sans que [notre] propre identité se dissolve dans ce processus (…)». C'est-à-dire rejoindre le patient dans son cadre de références internes, sans pour autant y perdre ses marques et ses appartenances.

Dafflon et Wandeler (2002) précisent que l'attitude empathique répond au besoin fondamental de la personne d'être reconnue dans sa valeur et estimée. On voit que, au cours de l'hospitalisation, tout patient lutte – avec plus ou moins de succès et de pertinence dans les moyens utilisés – pour «être quelqu'un» aux yeux des soignants. L'empathie représente donc, avec la visite «pour rien» que nous venons de voir, un des outils les plus efficaces en matière de revalorisation narcissique du patient.

Par ailleurs, la position d'empathie exige que l'intervenant se centre «davantage sur la signification personnelle [qu'il] perçoit à travers les messages verbaux et non verbaux [du patient] que sur le contenu intellectuel des mots», ajoutent ces mêmes auteurs. C'est dire si elle requiert que l'accompagnant soit bien au clair sur ses propres émotions, qu'il apprenne à acquérir la bonne distance par rapport à l'histoire du patient, sans vider cette distance d'attention ni de compassion, sans l'envahir non plus d'émotions en provenance de son propre vécu. Car celles-ci, si elles se mêlent à celles du patient, doublent ou triplent la charge psychique pour ce dernier: il y a risque de fusion, laquelle entraîne un processus d'autant plus insidieux qu'il devient difficile de savoir à qui appartient une souffrance ainsi entremêlée et d'opérer les tris nécessaires.

Certes, l'empathie n'exclut pas un moment de fusion réparatrice, à l'instar de ce qu'offre l'infirmière qui accompagne Adelaïde:

« – *Oh non...*
Elle m'a vue entrer mais n'a capté de moi que la blouse blanche. Or blouse blanche égale examen et ce jour-là, elle n'en peut plus des piqûres, des sondes, des "c'est tout de suite fini" alors qu'il reste sur la table toute une artillerie qui lui est destinée.
Elle s'appelle Adélaïde. Un prénom comme on n'en porte plus et qui signe ses quatre-vingt-neuf ans. Son corps donne de partout des signes de faiblesse. Beau défi pour la science médicale que de traquer tous ces dysfonctionnements.
– On va arranger tout ça, Madame, a dit le médecin. Un peu de courage encore et vous viendrez à bout de vos misères. On va vous remettre sur pieds.
Adélaïde a souri. Elle a accepté qu'on la dénude et qu'autour d'elle s'affaire toute une équipe de jeunes soignants. Ils sont forcément jeunes, pour elle, par rapport à sa nonantaine toute proche. Elle qui était si pudique, même face à son mari, la voilà couchée nue comme un ver, cherchant vainement à se cacher un peu derrière ses bras décharnés.
– Détendez-vous, Madame, gardez bien vos bras le long du corps !
Ce qui s'est passé après, elle ne s'en souvient pas. Il a fallu qu'elle déconnecte son esprit de son corps. Qu'elle se laisse faire, alors que tout en elle voulait se mettre en boule ou renverser du pied le plateau d'instruments ultra-sophistiqués. Chasser tous ces gens qui lui disent que tout ça, c'est pour son bien. Partir, rentrer chez elle, laisser son corps finir de vivre tout tranquillement, même si elle doit en souffrir mentalement et physiquement. Se préparer à "passer de l'autre côté" et y mettre toute son énergie, plutôt que s'épuiser à dire "merci, Docteur" et ravaler ses larmes. Et pleurer en cachette.
Pour l'instant, elle s'est recroquevillée et se cramponne à moi comme un tout petit enfant qui cherche les bras de maman parce qu'on lui a fait mal. Les larmes lui viennent en vagues, elle pleure, elle sanglote. Puis les larmes se font plus rares. Petite Adélaïde se met à bouger, se redéploie lentement, et grand-maman Adélaïde murmure :
– Je suis prête, maintenant. »

Analyse et commentaires

Les larmes versées en présence de quelqu'un qui peut les accueillir sans s'affoler ni s'énerver sont un bienfait pour la patiente. En effet, elles permettent une décharge émotionnelle importante et le vécu d'Adélaïde permet de voir qu'elles ne sont pas la porte ouverte au désespoir, bien au contraire. Par ailleurs, le récit montre qu'Adelaïde a pu prendre son temps pour raconter ce qu'ont représenté pour elle, sur le plan émotionnel, les examens qu'elle a subis. Ceci lui a permis de se remobiliser pour un nouvel examen. Cette attitude d'accueil inconditionnel de la soignante représente un outil précieux à disposition de l'accompagnant.

Ce récit met également en lumière le fossé qui existe souvent entre la volonté (et le devoir) des soignants de tout faire pour guérir le patient, et le souhait intime de la personne âgée de pouvoir «partir», comme ces patients le disent souvent très pudiquement à propos de la mort.
Pour revenir à la fusion, lorsque Adelaïde se blottit dans les bras de son accompagnante, celle-ci joue un rôle fugitif de mère protectrice et bonne. La patiente retrouve une sécurité et se reconnecte avec sa force et ses ressources personnelles, tout comme le petit enfant a besoin de se faire consoler lorsqu'il s'est fait mal, pour pouvoir repartir à la découverte du monde.

Bien différent est un *amour fusion* persistant qui dominerait la relation; il est parfois caché sous une attitude de sympathie extrême et risque d'entraîner l'annihilation des capacités de réflexion et de réaction du patient. La durée, la permanence ou encore la répétition de ce type de relation doivent déclencher chez l'accompagnant des signaux d'alarme, car l'objectif d'une relation d'aide réside bel et bien dans l'identification et l'expression des émotions propres de la personne. C'est à partir de cette clarification que le patient mobilisera ses compétences personnelles pour résoudre ses difficultés, et non dans la constatation que «je suis de tout cœur avec lui». C'est une question de distance.

«La bonne distance» consiste à «aider, écouter, accueillir l'autre pour lui permettre d'être ce qu'il est, mais sans pour cela nous charger de son fardeau», écrit Simone Pacot (2000), qui poursuit en disant: «cela demande du courage, car il est plus facile de s'engouffrer dans une fausse pitié que de prendre un chemin vrai».

Fausse pitié signifie vouloir prendre sur soi la misère de l'autre et vouloir l'en sauver; ou encore le prendre en charge, se sentir responsable de la solution à trouver. C'est une fausse compassion, car elle fait fi du respect du cheminement de l'autre, de ses forces propres, certes souvent à (re)découvrir, des tâtonnements et des errances qu'il doit vivre obligatoirement pour devenir acteur de sa guérison. Simone Pacot n'hésite pas à parler, à propos de cette position de sauveur, d'«un mouvement de toute-puissance camouflé derrière une apparence de don, de générosité» (2000).

Il s'agit donc pour l'accompagnant de traquer ses compassions mal situées. Dans la nécessaire démarche de supervision de son activité, il en va aussi de sa propre protection: comme le disait Marie de Hennezel lors d'une conférence, «la souffrance de quelqu'un nous renvoie à notre propre histoire». Louis, accompagnant en milieu hospitalier, livre ainsi son propre cheminement:

> *«A entendre les souvenirs de maltraitance infantile qu'évoquait un jour un patient, des images chez moi se sont réveillées: elles ont fait renaître une douleur que je croyais oubliée, ils ont réveillé mes propres souvenirs d'enfant maltraité. Il a bien fallu que je reconnaisse cette souf-*

france, que je retraverse certains épisodes de mon histoire personnelle. Le voyage accompagné dans mes propres difficultés a pris ainsi l'allure d'un voyage initiatique, qui me permet aujourd'hui d'être toujours plus au clair sur mes propres réactions dans ma relation avec le patient. Il m'évite par là même la surcharge émotionnelle qui peut mener, au mieux, à mon inadéquation relationnelle, au pire à l'épuisement professionnel.»

Boris Cyrulnik affirmait, dans une interview télévisée, que «réparer les autres c'est se réparer soi-même». On pourrait ajouter que c'est au prix d'un travail sur soi non négligeable, qui implique toujours l'acceptation de la remise en question et du changement, sans pour autant que ce cheminement tienne d'un travail de Sisyphe[7]. C'est en effet de mouvement ascendant et de développement personnel qu'il s'agit: «la vie nécessite pour son épanouissement non pas de la perfection mais de la plénitude. Cela comporte 'l'écharde dans la chair', l'expérience douloureuse des imperfections, sans laquelle il n'y a ni progression ni ascension» (Jung, 1963).

Dans les métiers de l'humain, le travail en supervision «n'ôte rien à l'authenticité d'un professionnel ou à sa spontanéité; tout au contraire, il l'alimente en donnant des garde-fous» (Cifali, op. cit). Il est une marque de respect face au sacré de la souffrance, que l'on soit un accompagnant rémunéré ou bénévole.

1.4 Une histoire d'impuissance

L'accompagnant n'a pas le pouvoir de changer la réalité de la maladie, des lourdeurs hospitalières, des secrets familiaux qui rougeoient ou encore du poids des contraintes psychologiques et affectives reçues depuis l'enfance. Il n'a pour seul pouvoir que celui d'être là, disponible pour entendre ce qui bouillonne derrière l'expression du symptôme gênant. Pas de conseil, pas d'action, pas de miracle. Juste être là pour ne pas permettre à la souffrance d'avoir le dernier mot, encore moins dans un vécu de solitude (souvent intérieure) du patient. C'est sans doute une des positions les plus difficiles dans la pratique de l'accompagnement, notamment lorsque la douleur est telle qu'elle oblige à une intervention biomédicale importante[8]. Entendre la souffrance que les autres ne peuvent ou ne veulent pas entendre, recevoir le vécu émotionnel lié à ce qui fait mal: la tâche est de grande envergure, même si elle peut ne prendre qu'une ou deux minutes.

Elle demande de renoncer à porter des ailes de sauveur au profit d'une présence respectueuse qui accepte de rester avec le patient lorsque celui-ci

---

[7] Roger Caillois relativisait cette vision d'un effort absurde en disant que «Sisyphe se faisait les muscles»!

[8] Ce point est développé plus avant dans les paragraphes consacrés aux pièges de la réalité biomédicale.

exprime sa révolte et sa détresse face à son sort ou à ses traitements ou encore de se taire s'il s'avère qu'un moment de présence silencieuse peut être bénéfique à ce dernier. Qui accepte aussi, le cas échéant, de le voir stagner dans son état. Car son action est et doit rester le seul espace de liberté du patient dans un milieu hautement contraignant.

L'Analyse Transactionnelle a largement conceptualisé le rôle de Sauveur. Selon ses théoriciens (Stewart et Joines, 1991), un Sauveur (ou Sauveteur) est un intervenant (soignant, éducateur, travailleur social ou autre) qui, par souci excessif du bien-être de l'autre, en vient à oublier que son «client» possède aussi des ressources personnelles et que celui-ci peut et doit les mobiliser pour résoudre la difficulté à laquelle il est confronté. Ainsi l'intervenant Sauveur a-t-il tendance à vouloir penser, parler, sentir et agir à la place du patient, confinant celui-ci dans une position de passivité plus ou moins rebelle :

> *« Je me tue à lui dire qu'il ne doit pas penser ainsi »*, raconte Bernard lors de sa supervision, évoquant ses difficultés relationnelles avec un patient. *« Et chaque fois il me répond : "oui, mais..." et nous entrons dans des discussions sans fin sur le bien-fondé de son argumentation par rapport à la mienne. Et pendant ce temps ses problèmes s'aggravent et tous les soignants de l'unité finissent par être fâchés contre lui. Comme moi, d'ailleurs, car il nous met tous en échec ».*

C'est une des caractéristiques du Sauveur que d'entrer finalement dans une relation de pouvoir avec son interlocuteur, tant il est persuadé que celui-ci n'a pas les capacités de faire face à sa situation. Pour peu que ce dernier soit d'humeur à tenter de mettre son Sauveur en échec, il peut s'ensuivre un jeu relationnel au cours duquel l'un et l'autre tenteront de se prouver leurs incompétences respectives. Ce qui, effectivement, ne résout pas le problème et présente la particularité d'être une situation reproductible à l'infini.

Ce comportement signerait alors une tentative de prise de contrôle du soignant sur le cheminement intérieur du patient. Or il s'agit bien de *soigner* afin que celui-ci puisse mobiliser ses forces et non prononcer des paroles ou accomplir des actes en pensant être seul détenteur de la clé de la guérison[9]. Ceci souligne à nouveau la complémentarité entre l'action biomédicale et l'accompagnement.

Par ailleurs, il faut aussi que l'accompagnant admette qu'il n'est pas dépositaire d'un lot de réponses sûres aux grandes questions que se pose l'être humain. Voici l'expérience de Liliane :

> *« Violette me parle souvent de vie éternelle. Il faut dire qu'elle est au bord du passage, puisqu'elle a refusé qu'on poursuive des traitements pour prolonger sa vie. Or moi je ne sais rien de la vie éternelle, et pour*

---

[9] Il est clair que ce raisonnement ne s'applique pas aux aspects biomédicaux des soins mais bel et bien à la *relation* dans les soins.

cause. Je ne peux que partager mes questionnements et mes savoirs, car aucune vérité n'est sans contraire. Je ne me vois pas du tout lui asséner des vérités du type de celles qu'on m'imposait du temps de ma jeunesse, à prendre telles quelles, sans discussion. J'aurais l'impression de la tromper, de profiter de sa faiblesse. »

On peut en effet émettre l'hypothèse qu'une réponse de type dogmatique, parce qu'elle est par principe non questionnable, entraîne la soumission ou la colère, rarement la consolation, l'adhésion ou la réflexion. Selon André Godin (1981), elle empêcherait même l'accession à la maturité. Nous verrons par ailleurs plus loin le blocage induit par une réponse toute faite lorsqu'un ecclésiastique répond à une patiente : « mais Dieu vous aime, Madame ! » alors que celle-ci exprime sa rage contre Dieu et sa détresse au plus profond de sa souffrance. Cesare Pavese disait pour sa part que le pire affront que l'on puisse faire à un homme, c'est de nier qu'il souffre.

« La bonne réponse », si elle a été longtemps le fief des religions instituées, n'a pas sa place dans l'accompagnement. Le foisonnement de la vie et des idées nous incite à plus d'humilité : il contraint à se reconnaître également chercheur, à offrir en partage ce qui fait notre solidité, à accepter d'être questionné dans nos croyances ou notre foi ; à ne pas pouvoir apaiser, en une phrase juste et sobre, l'inquiétude de celui dont nous partageons le cheminement. A « vivre avec lui une co-errance pour qu'il parvienne à trouver sa cohérence » (Houde, 1996), c'est-à-dire accueillir, écouter, valider, laisser pleurer. Oser se taire et supporter le silence.

L'accompagnant n'a pas le pouvoir, non plus, de changer le pronostic d'un organisme envahi par les métastases ni la réalité d'un cerveau qui se dégrade. C'est là qu'il s'agit de « prendre soin de l'invisible », disait un médecin, quelles que soient les formes de la dévastation. Le millefeuille d'Alice nous donne une piste à ce sujet :

> « *Elle perd de plus en plus la tête. Son esprit se voile, ses points de repère disparaissent les uns après les autres, elle peine à finir ses phrases. D'une visite à l'autre elle ne se souvient pas de moi.*
> *La douleur de ses plaies qui ne guérissent pas, creusées jusqu'aux tendons, l'a fait mettre sous morphine. Je la regarde dormir assise, pliée en deux sur son lit, ses cheveux à peine ébouriffés par l'étrangeté de sa position. Puis je lui caresse la main :*
> *– Je suis là...*
> *Si j'avais une voix d'homme, peut-être s'éveillerait-elle en sursaut : un homme, ça ne peut être que son fils. Il serait enfin là, enfin revenu pour la voir. Pourtant elle ouvre les yeux, me regarde sans me voir et prononce des sons, une kyrielle de sons, tente de se redresser mais échoue. Elle est repartie dans un monde qui n'appartient qu'à elle, où démence et stupéfiants semblent régner en maîtres. Elle murmure, dans un souffle :*
> *– C'est trop tard, j'aurais dû lui parler avant.*

Les yeux grand ouverts, elle me fixe. Je tente de la rejoindre :
– *Vous auriez voulu lui parler plus tôt ?*
Mais elle a déjà refermé les yeux. Je reste à côté d'elle, perplexe. Je me sens une immense tendresse pour cette femme qui est belle avec son visage tout fripé, des yeux étonnamment bleus, presque coquins lorsqu'ils restent ouverts pendant plus d'une minute. A part caresser sa main, je suis complètement démunie.
Sa chemise de nuit d'hôpital s'ouvre largement dans le dos, comme toutes les chemises de nuit d'hôpital. J'imagine un courant d'air qui la ferait frissonner. Alors je peux passer sur ses épaules une liseuse bleu clair, tricotée main, qui la protège. A défaut de pouvoir éloigner d'elle la démence, au moins je fais qu'elle n'aura pas froid.
Elle bouge un peu, s'immobilise, bouge à nouveau puis ouvre les yeux. Son regard voit loin au-delà de moi. Je me hasarde :
– *Je suis venue prendre de vos nouvelles.*
Cette fois-ci elle me scrute, comme on examine un tableau qui n'a pas de sens : qu'est-ce que c'est que ça, que veut-il dire, pourquoi est-il dans cette position ? Et soudain c'est la stupeur, elle est tout à fait réveillée et s'exclame :
– *Je vous reconnais !*
Nous nous regardons intensément. Puis je lui propose :
– *On va faire un petit tour, toutes les deux ?*
– *Un p'tit tour ?*
Elle chuchote des mots que je ne comprends pas, puis :
– *Mon sac... une petite douceur...*
Elle montre son fauteuil roulant, attrape son peignoir rose, arrange ses cheveux et me sourit :
– *Voilà.*
Un petit détour vers les infirmières pour les prévenir de notre départ : Alice fugue souvent et les gens de la Sécurité doivent l'avoir à l'œil. Le long des couloirs, elle gazouille dans son fauteuil que je pousse doucement. Tous les étages se ressemblent et tous les couloirs se ressemblent. Au fond, ce qui est insolite c'est de s'y retrouver, pas de s'y perdre. Ce bref cheminement me fait prendre conscience du privilège d'avoir un cerveau qui fonctionne bien, de la merveille indicible que représente ce mécanisme qui fonctionne à coups de milliers d'impulsions par seconde et qui fait que nous décodons, sans même y penser, tous les signaux nécessaires pour nous diriger, sentir, comprendre, aimer...
Sauf quand ça se grippe.
Nous arrivons bientôt dans le hall du rez-de-chaussée. C'est l'endroit où la foule ne s'est pas encore éparpillée dans les multiples directions possibles. Le chemin du bar à café ressemble à la rue principale d'une ville, un jour de marché. Et pourtant la voie pour nous est libre, on s'écarte avec respect.

Alice m'a freinée sec devant la vitrine aux gâteaux.
– Une petite douceur... Ça !
Elle pointe avec détermination un millefeuille débordant de crème : déjà pas facile à manger dans des circonstances normales, comment va-t-elle faire avec des mains si maladroites, des gestes si peu précis ? Je ne veux pas lui donner la becquée. J'aurais dû prendre une serviette. Deux serviettes. Et tout ce monde qui nous entoure ! Elle donne ses ordres avec clarté :
– Non, pas de cuillère.
La serveuse me regarde. Je la regarde, je ne sais pas. Ma blouse blanche est loin d'être synonyme de savoir-faire ès millefeuille. Pas de cuillère mais une pile de serviettes en papier. Et nous roulons tout doucement vers la fenêtre qui donne sur la rue.
Les deux coudes sur la table, Alice attaque son millefeuille comme on mord dans un sandwich. La crème coule, elle la rattrape avec ses doigts, se les lèche avec délectation. Elle pouffe :
– Je suis un petit goinfre...
Dans ses yeux, une joie d'enfant insouciante, toute à sa petite douceur. Un moment hors du temps, hors de l'hôpital, hors de la dégénérescence. Je sens en elle toute l'intensité d'une vie qui ne peut plus se dire. Une voix nous fait sursauter :
– C'est libre ici ?
Alice me quitte du regard, essuie ses doigts à la dernière serviette de la pile.
– Oui, c'est libre.
J'avais annoncé une absence de trente minutes, il est temps de remonter dans l'unité. Alice bloque le fauteuil devant la grande porte, regarde longuement la rue, les arbres, la circulation, tous ces gens qui vont et qui viennent et qui vivent peut-être insouciants, sans se douter qu'un jour ils pourraient, eux aussi, ne plus s'y retrouver. Elle chuchote :
– La ville...
Elle est songeuse. Je me suis assise à côté de son fauteuil. Elle me sourit puis se replonge dans la contemplation. Je vais être en retard. Tant pis, il se passe là quelque chose qui tient de l'adieu au monde. Je ne veux pas gâcher un moment qui débouchera peut-être sur le définitif, voire l'éternité. C'est une minute unique au monde. Bientôt, Alice ne reconnaîtra plus rien du tout. Soudain elle décide :
– Voilà...
Elle a éteint son regard, accepte le départ et le roulement du fauteuil dans les couloirs. Je prends le virage de sa chambre, l'amène vers son lit tout près de la fenêtre. A peine assise, elle se plonge dans l'inspection de son sac à main, sort tout en vrac.
– De l'ordre...
Elle ne me voit plus. Je sors de sa chambre sans qu'elle lève le nez. Alice est repartie dans son monde. »

Analyse et commentaires
Le millefeuille d'Alice ressemble à une innocente petite douceur qui ne fera pas reculer la démence. On pourrait la qualifier de tâche typique pour une bénévole ne possédant pas nécessairement de qualification professionnelle, outre une inaliénable bonne volonté.

Pourtant, si l'on y regarde de plus près, on peut constater un moment de vigilance et de présence tout à fait inattendu de la part d'Alice, jusqu'au moment où, après avoir longuement contemplé la vie derrière la porte vitrée de l'hôpital, elle «éteint son regard» et replonge dans son isolement.

Ceci peut apparaître dès lors comme une *tâche significative*, si l'on accepte de considérer qu'elle a eu pour résultat d'offrir à Alice une ouverture au monde qui fut peut-être la dernière. Les effets de ce soin-là sont invisibles pour les yeux; cela ne veut pas dire qu'ils n'existent pas sur un autre plan. Ils donnent aussi à réfléchir différemment à la notion d'*impuissance* de l'accompagnant.

Par ailleurs, ce récit montre l'importance du temps disponible pour laisser advenir, au rythme du patient, un processus qui souvent ne peut se verbaliser: ici c'est, pour Alice, l'adieu au monde. Il est certain que le bénévolat offre cette précieuse ressource à l'accompagnante et à sa patiente.

Le récit met en évidence un outil sur lequel nous reviendrons dans un prochain chapitre: le capital temps. Il a été livré par une bénévole en milieu hospitalier, bien consciente que, dans la relation avec le patient, il n'existe pas de «petit boulot». Ceci nous amène à réfléchir sur le bénévolat, bien souvent chargé de casseroles aux yeux des professionnels rémunérés. Si les préjugés à ce sujet sont parfois confirmés par le manque de qualité ou de fiabilité du travail fourni, il faut bien reconnaître que notre époque, qui a déjà bien de la peine à valoriser le travail rémunéré, accorde bien peu de considération aux prestations non rémunérées.

2. Bénévolat et accompagnement[10]

Toutes les activités bénévoles ont pour particularité de créer du lien social et de parler de solidarité à un monde pris à la gorge par l'individualisme et la recherche de productivité maximale. Elles sont, en produisant de

---

[10] Certains organismes font une distinction entre bénévolat et volontariat. Ainsi, le(la) bénévole serait une personne qui offrirait une aide à bien plaire, basée sur des valeurs judéo-chrétiennes. Le(la) volontaire s'engagerait dans une activité déterminée, suivant un certain nombre de critères fixés par l'institution. C'est une forme de «service» libre et gratuit. Dans ces paragraphes, c'est le terme de bénévolat qui est utilisé, par commodité, mais nous verrons que dans l'analyse, on se dirige bien davantage vers la notion de volontariat.

nouvelles identités face au travail, «une voie différente de celles que reproduit mécaniquement notre société» (Ferrand-Bechmann, 2000).

Si le bénévolat offre la chance inouïe de passer outre les exigences managériales en matière d'efficience, il ne doit pas pour autant représenter pour les soignants une ressource mitigée en termes de fiabilité. Il faut le préciser, car la notion de liberté face aux exigences managériales est à double sens: elle peut aussi cacher une nonchalance face aux horaires et aux exigences du service, ce qui est un reproche fréquemment adressé aux bénévoles. Il peut tenir du préjugé comme de la réalité. Autant le bénévole que l'institution sont porteurs de responsabilités dans ce domaine.

Dans le milieu hospitalier, le bénévolat permet l'entrée dans une relation avec le malade qui est hors du temps, d'autant plus incongrue dans un milieu où tant d'actes sont codifiés: en termes, par exemple, de «points PRN»[11], quatre injections intramusculaires valent un point. Un entretien de relation d'aide minimale (moins d'une heure) en vaut six. Comment mesurer, alors, le millefeuille d'Alice? Ce n'est pas que les soignants manquent d'écoute ou de patience. C'est que les gens rémunérés manquent de *temps potentiellement gaspillable*, exigences économiques obligent, car Alice oublie tout et tout de suite. Et pourtant, autour de ce millefeuille, il s'est passé quelque chose qui tient du soin de l'âme ou de l'esprit.

C'est là que se situe, sans doute, la spécificité la plus forte du bénévolat en milieu hospitalier: prendre du temps et courir le risque du non évaluable parmi des professionnels dont l'objectif premier et obligé réside dans la rapidité du diagnostic et du traitement. Mais aussi, dans le temps passé auprès du malade, le bénévolat offre la liberté de choisir un mode d'être parmi tout ce qui peut représenter pour le patient une *relation nourricière*, même s'il faut pour cela passer du temps dans ce qu'on peut croire être banal. Parler de foot, de tricot ou du temps qu'il fait peut donner l'image d'une dame de compagnie, occupée à passer du (son?) temps avec le patient pour que la journée lui semble moins longue[12]. Mais on peut aussi voir ce moment sous un autre éclairage: celui de la *prévention de la détérioration mentale* due à la solitude, en particulier dans la situation à haut niveau de stress que peut représenter l'hospitalisation.

Il vaut la peine, dans cet ordre d'idées, de mieux préciser la valeur de la qualité du temps passé auprès du patient. A cet égard, les recherches menées par Spitz (1945) sur une population de nourrissons hospitalisés sont significatives: malgré la qualité des soins qui leur étaient prodigués, ces enfants se mettaient à décliner, certains allant même jusqu'à succomber à leur maladie. Spitz releva que les soignants, s'ils accomplissaient de façon

---

[11] C'est la «formule de mesure du niveau des soins infirmiers requis», c'est-à-dire la charge que représente tel soin ou telle intervention auprès du patient.

[12] L'ambiguïté de la phrase n'est pas innocente: elle révèle un préjugé courant et tenace à propos du bénévolat: «ça vous occupe!».

irréprochable les gestes techniques qui leur incombaient, regardaient avant tout leurs petits patients à travers le filtre de la tâche à accomplir, sans entrer véritablement en contact avec eux. Et ceux-ci en dépérissaient.

Eric Berne (1975), le fondateur de l'Analyse transactionnelle, s'est inspiré de ces études pour développer la notion de *signes de reconnaissance*: ce qui, chez le nourrisson, est une soif primaire de contacts physiques, se transforme progressivement au cours de sa croissance pour devenir, chez tout adulte, une attente impérieuse de recevoir de l'attention de la part des gens qu'il côtoie, c'est-à-dire un nombre suffisant de stimuli. Berne nomme ces stimuli des *caresses*, soit «tout acte impliquant la reconnaissance de la présence d'autrui» (op. cit.). Ainsi, dans une chambre d'hôpital, le regard porté sur le patient en tant que personne et la qualité du moment d'interaction avec lui, même s'il est bref, agissent comme une transfusion d'énergie qui peut stimuler compliance et combativité.

A contrario, le regard porté exclusivement sur le bon fonctionnement de la perfusion, voire une visite de professeur où seules compteraient ses interactions avec ses assistants et leurs dossiers, engendrent une forme de désespoir par absence de signes de reconnaissance de l'existence du patient et de sa dignité. C'est une blessure qui est infligée à l'image qu'il a de lui et qui stimule le sentiment d'impuissance ou des comportements négatifs «pour se faire remarquer», dit-on parfois, qui montrent le besoin de ne pas être transparent aux yeux des soignants.

On peut faire ici un parallélisme avec le concept de *séparation proximale* explicité par Maté (2003) lorsqu'il parle de certaines relations parents-enfants, où les parents sont présents physiquement mais émotionnellement absents. Or «la satisfaction des besoins d'attachement des êtres humains requiert plus que la proximité physique et le toucher. Il faut aussi une connexion émotionnelle nourricière, plus particulièrement l'écoute (…), un processus subtil dans lequel le parent se rend disponible aux besoins émotionnels de l'enfant». L'absence de cette disposition intérieure du parent engendre chez l'enfant une dévalorisation de soi remplie d'insécurité et de doute.

Il ne semble pas abusif de réfléchir à un parallèle possible dans la relation soignant-soigné, car le risque est bien réel que la conjonction dispositions personnelles/médecine aiguë/compression de personnel pousse le soignant à l'absence émotionnelle dans la relation[13]. L'exemple de l'accompagnement d'Edmond peut le suggérer:

> «*– Moi, Monsieur, j'ai vécu l'époque où, lorsque la 142 arrivait, on éteignait les lumières du restaurant. C'était féerique, l'atterrissage d'un avion de nuit.*

---

[13] Il est clair toutefois que certaines situations impliquent la mobilisation des capacités du soignant sur les plans exclusivement cognitif et technique. C'est la *persistance de l'exclusion* de la sphère émotionnelle qui donne à réfléchir.

"Le voilà"! Fourchettes en l'air, on revoyait Mermoz, Saint-Exupéry, la Postale; le ronronnement du quadrimoteur faisait partie de cet instant magique où tout s'arrêtait. La 142 était parfois en retard. Tout le monde veillait, attendait. La 142 n'était pas là, on ne pouvait pas se mettre au repos.

Et lorsqu'elle s'annonçait, tout se mettait à crépiter. L'hôtesse d'accueil vérifiait la bonne position du calot sur sa tête, l'équipe sur le tarmac agençait ses chariots pour le déchargement, la voiture "Follow me", gyrophare rouge en action, se mettait en route pour aller chercher l'avion et le guider jusqu'à son lieu de stationnement. Puis une voix, dans le haut-parleur de l'aéroport, annonçait :

– Swissair 142 a atterri.

C'était comme si le monde pouvait enfin souffler à nouveau. On rallumait les lumières du restaurant, les fourchettes recommençaient leur va-et-vient. Tant pis si le repas était un peu froid : ce soir-là était le soir de la 142.

C'était un dur métier que celui d'Edmond. Il était garçon de café dans ce restaurant que l'on appelait "Plein Ciel" : toujours sur ses jambes à servir les clients, à courir entre les tables, à jongler avec les assiettes. Mais il aimait ça, même si c'était mal payé. Il y a fait toute sa carrière. Il servait des gens prestigieux, à l'époque : les équipages, les gendarmes de l'aéroport pendant leur pause. Et tous ceux qui venaient, avec ou sans enfants, "voir les avions".

Mais les temps changent. On a abattu les vieux bâtiments et construit de nouvelles façades, qui mettent à l'abri du tapage infernal des avions. On peut enfin manger en paix. Les équipages ont leur foyer, les gendarmes leur cuisine au poste. Edmond, un jour, a pris sa retraite.

Aujourd'hui, à l'hôpital, il a une drôle de petite bosse sur le crâne. Plutôt vilaine, en fait, la bosse. Alors il la cache sous une casquette qu'il porte jour et nuit. Lorsque les soignants s'approchent de lui, il exige qu'on tire les rideaux :

– Je ne veux pas qu'on voie ma bosse.

Edmond est pensif. Il se doute bien qu'il se passe quelque chose de pas normal, à la façon dont "elle" l'évite. "Elle", c'est le médecin : jeune, gracieuse, souriante. Un peu timide sans doute, surtout quand il s'agit de dire des choses graves. Car Edmond "sait" qu'elle a ça sur le cœur.

– De toute façon, je n'aime pas tellement la vie. Alors partir maintenant ou plus tard, ça m'est égal.

Mais à chaque visite du médecin, il guette : quand elle entre dans la chambre, qui regarde-t-elle en premier ? De qui détourne-t-elle les yeux ? Elle passe, stéthoscope autour du cou, mais ne s'arrête pas. Ce sera pour la prochaine fois, sans doute le résultat des examens n'est-il pas encore arrivé.

D'un geste brusque, Edmond vérifie la bonne position de sa casquette.

– Ce qui me coûte le plus, c'est de devoir attendre encore une fois vingt-quatre heures avant de savoir si je vais mourir ou non. Parce qu'un cancer, c'est mortel, n'est-ce pas ?
Il s'arrête, se tait un moment.
– Ce n'est quand même pas juste de finir comme ça. J'ai toujours travaillé dur, j'ai toujours été honnête. Au restaurant, les pilotes en escale m'appelaient tous par mon nom. Ils me demandaient de mes nouvelles. J'étais quelqu'un pour eux. Aucun d'entre eux, me connaissant, ne passait tout droit.
Le lendemain ramène son lot d'incertitudes : il faut une nouvelle prise de sang, un nouveau scanner, cette saleté de boîte dans laquelle Edmond se sent étouffer, autant par l'angoisse que par le manque d'air frais. Puis c'est le retour en chambre – avec ce crétin de radiologue qui a égaré sa casquette.
– Tout le monde me voit avec ça sur le crâne, dans l'ascenseur, dans les couloirs. En plus c'était l'heure des visites. J'ai l'air de quoi ? Et "la miss" qui n'est même pas venue me voir ce matin.
Ainsi passent les heures, les changements d'équipe, la tisane vespérale, la veilleuse de nuit, le thermomètre, la toilette du matin et les tartines qui n'en finissent pas d'avoir un drôle de goût et qu'Edmond refuse, tout comme il ne veut plus la moindre prise de sang, le moindre médicament, même contre son hypertension, qui pourtant devient alarmante.
Il passe sa journée les bras croisés et le regard figé.
Et puis un jour, lorsque j'arrive à l'hôpital, je le vois de loin qui marche vivement sur le trottoir d'en face. Il porte le sac de sport dans lequel il avait fourré pêle-mêle l'indispensable de circonstance et un cahier de mots croisés, sans doute pas très remplis : l'incertitude, ça n'aide pas à penser à autre chose qu'à ce qui nous arrive. Devant l'arrêt du bus il s'arrête, s'installe sur le banc, consulte sa montre, puis d'un geste soigneux vérifie la bonne position de sa casquette : car elle est revenue, elle aussi, de la radiologie ».

Analyse et commentaires

Le début de ce récit est caractéristique de *l'entretien non directif* : le patient choisit lui-même le contenu de ce qu'il va dire à l'accompagnant. Il n'est pas anodin que ce soit avant tout son passé professionnel qu'il évoque. Celui-ci, en effet, est riche de signes de reconnaissance, il révèle une identité professionnelle forte : Edmond joue un rôle reconnu, il est en liens autant avec les autres professionnels qu'il sert qu'avec le monde de l'aéronautique et les souvenirs glorieux de son époque. Il semble donc bien que sa souffrance première, dans ce moment de son hospitalisation, soit un sentiment de dépersonnalisation aggravé par l'absence de communication avec son médecin.

Une autre piste d'accompagnement réside dans une petite phrase qu'il prononce: «c'est quand même pas juste de finir comme ça. J'ai toujours travaillé dur, j'ai toujours été honnête». Il est possible qu'il révèle par ces mots la représentation qu'il se fait de la maladie comme une punition, ou comme le résultat d'une faute qu'il aurait commise. La *culpabilisation* est un processus qui débouche le plus souvent sur un sentiment d'indignité personnelle. Toute autre est la notion de *responsabilisation*, qui implique une mobilisation active des capacités du patient. Nous y reviendrons en parlant de l'accompagnement de la souffrance. Pour Edmond, la visite de l'accompagnant offre une chance de se libérer de la charge émotionnelle qui s'accumule en lui, dont l'hypertension est un signe. Il vaut la peine de relever, dans le récit de l'accompagnant, que celui-ci reste dans une position d'écoute stricte et s'abstient de tout commentaire et de tout conseil. En ce sens, il manifeste d'une part le respect de son contrat, qui lui enjoint de ne pas émettre de jugement sur l'institution. D'autre part il s'abstient de «répondre» à Edmond sur le contenu de sa plainte, pour laisser toute la place nécessaire à l'expression du *vécu subjectif* du patient. Le récit démontre qu'il sait rester dans une *attitude empathique*, où il peut accueillir un récit, une plainte, sans perdre de sa stabilité intérieure.

Enfin, on peut rappeler la mise en garde d'Eric Berne lorsqu'il relève le danger que la privation sensorielle, née de l'absence de stimuli et de signes de reconnaissance, suscite des troubles mentaux temporaires. Edmond n'en est pas là, mais il montre une charge de colère importante, doublée d'anxiété, qui fait de lui un patient difficile et critique, lourd de ce fait pour les soignants. Des événements qui paraissent mineurs s'y greffent et lui rendent la vie plus dure, tel le sourire pressé de son médecin ou encore la perte (même provisoire) de sa casquette, par exemple. Rappelons que Schopenhauer affirmait déjà qu'un souci qui paraît bénin peut avoir, dans une conscience blessée, des conséquences destructrices.

D'autre part, en refusant toute médication, et en restant fermé aux arguments biomédicaux, Edmond se met inutilement en danger. Il est frappant de constater, parfois, qu'un arrêt de quelques minutes au chevet du patient, même pour lui dire qu'«il n'y a encore rien à dire», permet l'économie de plusieurs allers et retours dus à des coups de sonnette répétitifs et mal ciblés, destinés avant tout à contrer un sentiment d'impuissance et de solitude.

En termes de signes de reconnaissance, l'accompagnant bénévole peut jouer un rôle non négligeable dans l'apaisement du patient, en lui permettant de parler et de prendre son temps, sans avoir à rendre compte des minutes qui passent ou de l'intensité des silences. «Ecouter est l'un des plus beaux signes de reconnaissance que l'on puisse donner à autrui» (James & Jongeward, 1978). Mais il faut pour cela que le (la) bénévole s'arme de qualifications de type professionnel. Car il est clair que sa motivation et son dévouement ne suffisent pas à assurer la qualité de ses prestations comme, à l'inverse, la compétence technique et scientifique ne suffit pas à guérir le malade.

2.1 La part du bénévole

Souvent pris entre peur et mépris de la part de l'entourage professionnel, le bénévole doit se défaire d'une réputation qui lui colle à la peau, faite d'images d'incompétence et de non-fiabilité. Il faut admettre, par ailleurs, que «le bénévolat peut aussi susciter des attitudes inappropriées pour des patients qui traversent des moments difficiles de leur vie, et pour des soignants luttant contre l'éparpillement de leurs tâches» (Cosette Odier, 2001). «Une certaine bonne volonté revêche et peu clairvoyante, une incapacité à mettre son attitude en question, des modèles ecclésiologiques désuets et nostalgiques» (ibid.) sont autant de traits qui discréditent le bénévolat, car ils donnent à croire que face au don de soi, l'autre n'à qu'à recevoir sans questionner, le tout dans un climat de suavité parfaite. Et la question demeure, pour le patient: comment dire à quelqu'un d'aussi admirable, qui donne son temps pour les autres, qui se dévoue, qu'aujourd'hui, non, je préfère la solitude? Ou encore que cette forme-là de présence me crispe et me culpabilise?

Comme tout métier de l'humain, l'accompagnement requiert de l'humilité, la conscience de la vulnérabilité des savoirs et des compétences, ainsi que le besoin d'apprendre et de se remettre en question. Parlant de l'entretien pastoral, Hubert Auque (2000) écrit que «le temps du bricolage relationnel doit s'achever». Cette remarque s'applique aussi de plein fouet à l'engagement bénévole, surtout lorsqu'il se veut accompagnement de personnes en crise et qu'il doit s'insérer dans un travail interdisciplinaire. Tant la formation que la supervision révèlent, à travers l'analyse de la pratique, la nécessité de la prise de conscience que les valeurs privées (dévouement, idéal de vie, etc.) ne suffisent pas en termes de fiabilité.

L'acceptation active de la formation (tant initiale que continue) fait donc partie de la «professionnalisation» du bénévolat. C'est la condition nécessaire à la reconnaissance de cet intervenant par les soignants, donc à son intégration dans l'équipe. Il en va de même pour la supervision. Loin d'être, comme le disait un bénévole réfractaire à cette démarche, «un lieu où on devient une marionnette», elle est un moment privilégié où s'enrichit le *savoir être*, grâce à l'échange des vulnérabilités. Certes, il faut pour cela accepter de se dévoiler, mais la démarche permet de rester éveillé et conscient dans ses actes comme dans sa relation avec autrui. C'est une chance offerte, aussi, d'éviter les habitudes et la routine, qui sont souvent les préliminaires de la démotivation.

2.2 La part de l'institution

«L'hôpital d'hier tolérait la présence des bénévoles. Aujourd'hui il les accueille et leur donne une place avec, en contrepartie, une exigence accrue

de 'professionnalisme'» (Auque, 2001). Plus loin, dans ce même ouvrage collectif, Cosette Odier ajoute: «L'époque des dames patronnesses bienveillantes et toutes-puissantes est révolue, l'heure est à un bénévolat précis, ponctuel et valorisant». Ceci pose à l'égard de l'institution qui fait appel à ce type de collaborateurs un certain nombre d'exigences:
- une claire définition des critères d'engagement, où n'entrent pas seulement en jeu bonne volonté et disponibilité: profil psychologique souhaité, compétences relationnelles, attitudes face à la souffrance et à la mort, aptitude à l'intégration dans une unité de soins, fiabilité, respect du territoire des autres intervenants et acceptation du contrôle de la qualité du travail, par exemple. Il faut se donner les moyens de refuser une candidature bénévole si nécessaire, tout comme de mettre fin à un engagement;
- l'établissement d'un contrat de travail, assorti du cahier des charges de la fonction. En effet, comme le souligne Ferrand-Bechmann (op. cit.), les bénévoles étant souvent traités d'amateurs, celui-ci leur permet de «se rendre compte de l'importance de l'engagement écrit et du contrat qui les protège, même s'il leur impose des devoirs plus stricts». En milieu hospitalier, la recherche de la qualité des soins centrée sur l'humain, tout comme le respect dû au travail des soignants, imposent la formalisation des exigences;
- une qualité d'encadrement qui permette une forme de compagnonnage – à l'instar de l'accompagnement de tout «nouveau» dans une unité de travail – mais aussi l'évaluation de la qualité des prestations du bénévole sur la base de critères professionnels. «Encore une contradiction pour beaucoup de bénévoles. De quel droit en effet voudrait-on évaluer la performance de quelqu'un qui bénévolement fait don de son temps, de son énergie et de ses compétences? De toute évidence, il faut trouver des formes originales d'évaluation qui tiennent compte du caractère particulier d'un mouvement bénévole» (Pijollet, 1995). Pour cela, il faut que l'évaluation ne soit pas vue, de part et d'autre, comme un signe de contrôle plus ou moins méfiant, voire de sanction, mais bien qu'elle soit considérée comme un instrument au service de la qualité des soins, de la progression du collaborateur et de la prévention d'incidents critiques, car «on rencontre [dans le bénévolat] des gens de talents et des personnes qui font des catastrophes» (Ferrand-Bechmann, op. cit.).

Ces exigences présentent des avantages indéniables, tant à l'égard du bénévole que de l'institution: pour cette dernière – et surtout pour les unités de soins concernées – elles offrent une forme de garantie que la présence d'un(e) bénévole ne soit pas un cadeau empoisonné, contre lequel on ne peut que maugréer le cas échéant. Pour le collaborateur, en mettant par écrit les attentes de l'institution, elles limitent le risque qu'il soit confronté dans la réalité à des tâches peu significatives ou mal délimitées, donc peu responsabilisantes ni gratifiantes; elles lui offrent par ailleurs une chance de remédiation sur des points identifiables, en cas de dysfonctionnement de sa part, plutôt que de sentir flotter autour de lui des effluves d'agacement ou d'exaspération impuissante. Elles sont aussi un moyen de mettre fin à son engagement si cela s'avérait nécessaire.

2.3 Le salaire du bénévole

La question se pose: que reste-t-il du «salaire» du bénévole si celui-ci fonctionne sous la même sévérité que l'employé rémunéré, rétribution en moins?

Il fut un temps où le bénévolat était une occasion de se donner bonne conscience face à la misère, tout en occupant son temps. Cette réalité, bien schématique toutefois, ne semble plus être de mise aujourd'hui, car de plus en plus de professionnels choisissent de compléter leur activité rémunérée par un engagement bénévole. Celui-ci peut aller de l'accompagnement des benjamins dans un club de sport à une activité plus sociale, en faveur de personnes âgées par exemple. Il peut donc représenter une *activité plaisir*: «mon grand bonheur, c'est de me retrouver sur un terrain de foot avec les petits». Aucun groupement ne «tourne» sans bénévoles, qu'il s'agisse de festivals musicaux ou de soutien social.

On peut également réfléchir à ce sujet à la position de Viktor Frankl (1993), lorsqu'il propose que des tâches significatives, même non rémunérées, font *antidote à la perte du sens* de la vie. On pourrait développer cette pensée en ajoutant celle de la perte du sens dans le travail humain: la course à la carrière, à l'argent et à la gloire nourrit son homme de manière illusoire. En aucun cas elle lui évite d'être confronté, tôt ou tard, à la douloureuse question du sens d'une telle trajectoire, lorsque ses aspects matériels s'effondrent sous le coup des restructurations d'entreprises, de la maladie, de la retraite ou de la perspective de la mort – que celle-ci soit précoce ou non:
– est-ce pour cela que j'ai vécu?

Mais on peut aussi songer à tous ceux qui n'ont d'autre issue qu'un travail répétitif dans lequel il ne se passe rien d'autre qu'un chronométrage de la performance pour diminuer les coûts et augmenter le profit. On n'est pas loin dans ce cas du travail à la chaîne (dénué d'âme et d'humanité), tel que le prônait le *taylorisme* il y a quelques décennies[14]. On peut d'ailleurs raisonnablement se demander si l'organisation scientifique du travail, qui en est le pilier, ne risque pas de faire un retour insidieux dans les hôpitaux lorsqu'il s'agit de quantifier en «points PRN» tout acte thérapeutique quel qu'il soit, comme nous l'avons vu plus haut. Combien valent, dans cette optique, un sourire et un moment de présence «pour rien»?

---

[14] Charlie Chaplin a particulièrement bien illustré cet aspect du travail dans son film «Les Temps Modernes».

Le bénévolat pourrait alors suggérer une autre définition de la vie dite active: elle serait celle qui *active* l'homme dans ce qu'il a de meilleur en lui, ouvrant (sans risque) un front de refus à la recherche du profit et de l'efficience maximum, au cauchemar d'un monde économique poussant à l'individualisme et à la sécheresse statistique de la performance. Il permet en effet de «donner de sa personne et de son temps pour une cause dont nous ne tirons pas de bénéfice matériel en retour» (Servan-Schreiber, 2003).

En permettant à l'être humain de concrétiser, dans le quotidien, les valeurs spirituelles ou existentielles qui l'habitent, il serait alors un contrepoison au risque de détresse intérieure, tout autant qu'une impertinence à l'égard de la société de consommation et un pied de nez au seul regard économique et managérial sur l'activité humaine, par le simple fait qu'il redonne une valeur humaine au travail.

En termes de gestion des ressources humaines, il devient clair aussi qu'il ne peut pas être considéré comme un moyen peu coûteux d'avoir du personnel, car si tel était le cas, il engagerait ses acteurs dans une position dévalorisante tant par rapport à eux-mêmes que par rapport à leur insertion dans une équipe de professionnels rémunérés.

3. Pour clore ce chapitre

Cette lettre, sous forme de poème, a été écrite par une patiente à son accompagnante, au moment où elle a reçu l'autorisation de quitter l'hôpital après un long séjour. Elle semble être le lien idéal entre la fin de ce chapitre et l'arrivée du prochain:

Dans ma crise,
   Tu me regardais avec confiance.
   Tu y mettais de l'humour,
   Tu étais douce et forte à la fois,
   Tu étais compatissante.
   Tu me confrontais,
   Tu faisais se mobiliser le meilleur en moi.
   Tu as pris les commandes quand je perdais les pédales,
   Tu t'es mouillée,
   Tu suggérais des points de repère quand je ne voyais plus rien.
   Tu as pris mon affaire au sérieux,
   Tu es restée souriante.
C'est à travers tout cela que j'ai grandi.

> « L'être là » ayant parfois plus de poids
> que le « faire ceci »,
> il faut aussi savoir se taire.
>
> Marie de Hennezel

III. LES OUTILS DE BASE

Nous verrons dans ce chapitre trois outils importants pour garnir la trousse technique minimale de l'accompagnant : le capital temps, l'écoute centrée sur le patient et l'entretien non directif. Ils peuvent apparaître comme une incongruité dans un milieu où l'objectif est la rapidité diagnostique et la mise en place du traitement, le tout étant quantifié et évalué à l'aune de considérations techniques rigoureuses et devant être accompli à l'intérieur d'un horaire déterminé.

Il n'en reste pas moins que ces outils portent à réfléchir sur des *verbes* qui n'accrochent guère l'attention dans la pratique courante. Ou encore qui semblent tellement banals que tout semble dit en les prononçant. Or ils sont chargés de vertus et méritent qu'on s'y attarde. Nous allons donc en préalable partir à leur découverte et à la profondeur qui les habite.

1. Les 4 P

Un grand patron de l'hôpital disait : « Pour guérir, c'est une histoire de 4P, et la moitié du chemin est faite ». Puis il attendait un bon moment avant de continuer, histoire de voir si quelqu'un oserait avancer, prudemment :
– Les 4P, c'est quoi ?

Mais, de peur sans doute de paraître inférieur ou inculte, personne ne révélait son ignorance. Alors, mais alors seulement, il continuait :
– Les 4P c'est : parler, partager, prendre son temps, pleurer.
C'est un sigle porteur de quatre clés ouvrant la porte à l'apaisement de la tension émotionnelle du patient. C'est aussi un outil capable de donner quelques cauchemars à ceux qui, dans l'hôpital, visent l'efficience maximale et ne réfléchiraient qu'en termes de compression de personnel.

1.1 Parler

Parler, à l'arrivée à l'hôpital, consiste avant tout à décliner poliment ses coordonnées, son assurance maladie, sa confession, la personne à prévenir en cas de... Puis, une fois déshabillé, à répondre avec soin aux questions du corps médical. Dire bonjour aux compagnons de chambre, peut-être leur raconter ce qu'on a:
– J'ai une douleur à droite, ici, et ça ne passe pas,
et enfin attendre l'heure des visites, le cas échéant, pour pouvoir retrouver ses marques, redevenir papa, ma chérie ou la meilleure copine. Car l'entrée à l'hôpital, quelle que soit la qualité de l'accueil, fait perdre au patient son rôle habituel dans la vie, son identité, son statut, ses relations, son pouvoir sur les événements et ses points de repère. Il est pris entre le besoin de se distinguer des autres patients, de montrer son unicité, et la nécessité de s'adapter, d'être comme les autres, pour ne pas s'attirer de foudres éventuelles. Par ailleurs, l'institution qui l'accueille est détentrice d'un savoir qu'on ne discute pas.

Après la maladie ou l'accident qui l'a conduit à l'hôpital, cette forme de dilution de la personnalité représente la deuxième source majeure d'un incontournable stress[15]. Tout cela au moment où l'angoisse lui vrille le cœur parce que la bosse, là, c'est sûrement un cancer.

Or le plus souvent, l'acte de «parler» n'est pas associé aux composantes qui en font sa valeur thérapeutique et qui sont: prendre son temps et être écouté. Cela tient à de multiples raisons, à la fois organisationnelles et humaines, dont l'exigence pour le médecin d'aller vite dans la lutte contre la maladie et pour les soignants de respecter le planning des soins, qui entraîne une limitation parfois sérieuse de leur capacité d'écoute. Cette dernière peut par ailleurs être si sélective qu'elle ne laisse aucune place à l'émotionnel ou à tout ce qui n'est pas immédiatement utile à la rapidité diagnostique et au choix du traitement.

Du côté du patient peuvent entrer en jeu des facteurs personnels, tels de vieux démons issus de son éducation qui lui disent par exemple: «tu ennuies tout le monde avec tes histoires!». Ou encore lui enjoignent de rester sur ses gardes, de ne pas se fier à des inconnus: «on ne sait jamais à qui on a affaire!». Alors il y croit et se tait, sans se douter qu'entre inconnus peut aussi naître la solidarité. Ainsi, souvent, il ne lui reste plus qu'à rester silencieux et à se comporter comme si de rien n'était, fût-ce au prix d'un clivage entre l'être intime qui a mal et qui a peur, et l'être social qu'il convient malgré tout de rester.

---

[15] Dans les recherches qu'il a consacrées à l'entrée dans une institution, Ervin Goffman (1990) développe plus avant ces notions, notamment dans ce qu'il nomme le «processus de mise à nu». Certains chercheurs n'hésitent pas à affirmer que «le patient hospitalisé est placé à l'égard de l'institution dans une dépendance plus grande que le détenu en prison (...)» (Mauksch, 1985).

Il n'en reste pas moins un vécu que tous partagent, plus ou moins bien dissimulé. Ainsi Liliane Casiraghi (2002) écrivait-elle, revivant sa propre hospitalisation:

> «*Prise en otage, privée de liberté, dépossédée, je suis en état d'urgence, à la recherche d'une complicité, d'une reconnaissance. Il ne s'agit plus de communiquer des banalités ou d'être informée sur mon état de santé. Dans ce contexte particulier, je ne revendique pas uniquement le droit de savoir ou d'ignorer, mais bien celui de l'urgence d'un contact réel, d'un droit d'urgence de "soigner" la relation humaine, d'un accompagnement dans ma vie quotidienne*».

Parler demande la présence d'un témoin, «un témoin inutile» dirait Marie de Hennezel, car il ne s'agit pour l'écoutant que de laisser venir à la parole ce qui fait sens pour le patient en ce moment précis: les enfants qui restent seuls à la maison, l'ambulance qui tardait, la concierge si gentille au moment du départ ou encore les fleurs du balcon qui vont sécher. Des choses parfois mineures, parfois envahissantes, mais qui signent le déchirement de l'instant entre ce qui est resté à la maison et la vie nouvelle à laquelle il faut s'adapter. Cela implique la présence de quelqu'un à ses côtés qui peut prendre le risque de perdre un moment son temps, sa tranquillité intérieure ou son confort psychologique. C'est rare chez les soignants pressés par la tâche biomédicale. Quelqu'un aussi qui est d'accord de renoncer à placer un bon conseil ou une bonne parole au premier silence venu; de renoncer à montrer, dans son attitude, sa science et son intelligence; de renoncer, enfin, à tapoter la main pour calmer la douleur.

Parler permet de secouer l'impuissance qui menace face à la maladie, à l'armada d'examens sur lesquels on n'a pas de prise. Les expériences initiées par Martin Seligman et ses collaborateurs (Seligman, 1975) montrent que la *résignation* génère la déprime lorsque le moment présent est vécu par le patient comme dénué de toute chance de redevenir acteur de sa vie puisque ici, il n'a qu'à subir. Sauf s'il décide de pratiquer, par exemple, une élimination discrète de quelques médicaments, histoire de récupérer un peu de son pouvoir personnel sur les événements.

Si, par ailleurs, ce sentiment d'impuissance se double d'une faible estime de soi – le cas n'est pas rare – alors, ainsi que le démontre Fischer (1994), existe un risque accru de somatisation, parce qu'il faut bien que la surcharge émotionnelle trouve une issue à quelque part si elle ne peut s'évacuer par la parole. Or se raconter permet de rester le sujet de son histoire. «Le plus souvent, les patients attendent ardemment que quelqu'un leur fasse signe afin qu'ils puissent parler de leurs véritables problèmes et ressentir cette puissance libératrice qu'est l'extériorisation verbale. Leur détresse humaine, exprimée par les symptômes de la maladie, est mieux tolérée après une telle rencontre» (Luban-Plozza et Pöldiger écrivaient déjà cela en 1975). Un problème véritable, pour Joseph, est celui de la mort:

« *Il n'émerge du drap qu'une tignasse hirsute. Le bas du visage reste caché jusque sous le nez.*
– Je suis moche, dit-il en riant. Certes, il est peu attractif, décrit par ailleurs par les soignants comme fuyant, peu collaborant, impossible à cerner et à mobiliser. Le type même de patient devant qui on est bien tenté de ne plus s'arrêter, sauf obligation.
Il me regarde, baisse furtivement le drap jusqu'au menton.
– Vous voyez ?
Je ne vois rien. Il insiste. Je ne vois toujours rien. Alors il découvre son visage complètement et se met à raconter : sa mâchoire, il se l'est fracassée contre le buffet de la cuisine, un jour où sa mère l'a envoyé valdinguer, d'une taloche plus violente que les autres. Au médecin d'alors, on a dit qu'il avait glissé en portant du bois et qu'il était tombé contre la porte du poulailler. Ça s'est mal soudé.
Septante ans plus tard, "ça" pleure encore quelque part, et ses yeux sont étrangement brillants, pleins de tics. Ses lèvres tremblotent et j'entends sa gorge qui se contracte. A son âge on ne pleure pas, dit-on. Ma main sur son front humide de transpiration lui suggère l'inverse. Je caresse cet homme petit garçon qui, petit à petit, se met à pleurer :
– Elle était tellement dure avec moi.
Joseph passe ses journées au lit, bravant les fermes instructions des soignants qui lui enjoignent de se lever, de devenir plus autonome. Il garde son drap jusque sous le nez, roule les yeux de gauche à droite, parfois glousse un peu quand passe quelqu'un.
Puis, un jour qu'il est endormi lorsque je passe vers lui, j'aperçois sa main qui dépasse du drap. Une main de travailleur de force, autour de laquelle est enroulé un chapelet. C'est plutôt une histoire de femmes, le chapelet. Et pourtant, noué autour de ces doigts tourmentés – il manque une phalange à l'auriculaire – il prend l'apparence d'un outil de force, pareil à la hache du bûcheron qu'il a maniée pendant si longtemps. J'imagine Joseph dans sa forêt. C'est peut-être là qu'il a laissé un bout de son petit doigt, mais là au moins il ne risque rien, il peut se défaire un moment de cette peur de l'autre qui l'enveloppe habituellement comme une seconde peau.
Un bruit de chariot le fait sursauter. Il se réveille, me voit, cache vivement sa main.
– Vous vous reposez ?
Son drap étouffe la réponse, mais je vois les rides autour de ses yeux qui se plissent. Je ne sais comment entrer en contact avec lui aujourd'hui, comment faire pour respecter son extrême pudeur.
– Vous aimeriez boire un peu ?
Il sort sa main – sa main au chapelet – pour prendre le verre que je lui tends. Il baisse son drap, boit une gorgée, me rend le verre, ne remonte pas son drap. Ses deux mains sont posées sur ses genoux. Il se hasarde :

– Parfois je leur parle.
– Vous leur parlez ?
– Oui. A la sainte Vierge et puis à saint Joseph. Je prie un peu. Ils me comprennent.
Il me sourit.
– Ils vous comprennent.
– Oui, ils savent. Ça me fait du bien de dire une prière.
Pour un moment il s'évade – peut-être dans cette forêt où il retrouvait autrefois des parents venus du ciel, dont il n'avait rien à craindre. Toujours présents quoique invisibles.
– Vous savez, j'ai bientôt septante-neuf ans.
– Bientôt septante-neuf ans !
– A cet âge, on se rapproche de la mort.
– C'est vrai, oui.
– Comment c'est, de mourir ?
– Eh bien, on cesse de respirer et le cœur s'arrête.
– Ah ! Vous avez peur de la mort, vous ?
– Non, pas spécialement.
– Pourquoi ?
Je suis prise de court. C'est tout mon cheminement personnel face à la mort qui est sollicité par cette question. Comment faire simple ? Comment le rejoindre dans son cadre de référence, dans ce qui fait sens pour lui aujourd'hui ? Je me hasarde :
– Parce que si Joseph et Marie ont été avec moi toute ma vie, ils le seront encore lorsque je mourrai. Alors j'ai moins peur.
– Ah !
Il se redresse, me regarde longuement, esquisse un sourire :
– Il faut que je me secoue. Les infirmières m'ont dit que je devais être plus actif. Je vais me mettre en route.
Et Joseph se lève, passe son peignoir, attrape ses pantoufles et s'en va, à petits pas, arpenter les longs couloirs de l'unité. Il regarde loin devant lui ».

Analyse et commentaires

Ce récit permet de constater une coïncidence : Joseph, qui est entré dans une relation de confiance avec son accompagnante, ose poser *la* question qui le tarabuste : « comment c'est, de mourir ? », suivie de « vous avez peur de la mort, vous ? ». C'est le partage d'une position personnelle qu'il sollicite, non une réponse de type dogmatique. Ceci souligne l'importance du travail personnel de l'intervenant, qui le mène à réfléchir sur sa propre mort et sur sa propre souffrance, par exemple. Cette réflexion doit faire partie de sa formation car elle favorise le développement de ses capacités d'empathie.

L'accompagnante a bien repéré, dans le comportement non verbal de Joseph, deux éléments importants :

– sa mimique, qui montre une forte tension émotionnelle car celui-ci s'interdit visiblement de pleurer. Par son attitude, elle lui en donne la permission, tout en restant présente et consolante ;
– la main du patient serrée sur un chapelet : ceci lui permet d'entrer sur un terrain proprement religieux et de rejoindre le cadre de références de son patient. Elle se concentre ainsi sur le couple Marie/Joseph, qui a sans doute permis au patient de survivre à la maltraitance subie dans son enfance.

Ce récit démontre aussi l'efficacité de la conjonction *temps disponible/ entretien non directif* : il faut du temps et plusieurs passages auprès du patient pour que celui-ci révèle non seulement son questionnement le plus intime, mais encore ce qui est pour lui le tout premier ressourcement : la prière, toute naïve qu'elle puisse apparaître.

Par ailleurs, l'entretien non directif permet au souvenir le plus douloureux d'émerger et d'être partagé, ouvrant la porte aux questionnements de Joseph. Il révèle aussi le phénomène de *réminiscence*, particulièrement actif chez la personne âgée[16]. Celui-ci est défini comme « un souvenir vague, imprécis, où domine la tonalité affective » (Petit Robert). Le souvenir est réactivé sous la pression du vieillissement ou d'événements stressants, qui entrent en résonance émotionnelle avec la situation d'origine vécue dans l'enfance.

Pour Joseph, on peut penser que sa situation de dépendance, à l'hôpital, réveille sa soumission obligée face à l'autorité toxique de sa mère. Il semble que, parce qu'il a pu verbaliser son souvenir et le partager, il a retrouvé une énergie qu'il peut mobiliser pour secouer sa passivité. Par contre, si la réminiscence était restée rumination, elle aurait pu le conduire à des manifestations pathologiques telles que la dépression.

Pour reprendre le titre de ces paragraphes, nous pouvons donc affirmer que parler est plus qu'une activité sociale : c'est dire qui l'on est, ce qu'on aime, ce qui nous rend fort ou au contraire nous laisse pantelant ; c'est ainsi pouvoir reconstituer son identité, morcelée par l'hospitalisation ; c'est pouvoir se restructurer afin de parvenir à expliquer et à s'expliquer ce que l'on vit ; c'est enfin oser quitter le confort du rôle social habituel : « manque redoutable pour certains, [ceci] sera pris comme une chance par d'autres pour se dégager d'un schéma répétitif où ils étaient enfermés » (Auque, 2001).

Du côté de l'accompagnant, écouter longuement, si nécessaire, ne signifie pas déclencher un chronomètre intérieur qui dirait :
– Ça lui fera du bien de parler de lui pendant un moment,
et d'attendre que cela se fasse. Il est des discours logorrhéiques qui tiennent l'interlocuteur à distance en étouffant son capital temps. Il en est d'autres

---

[16] Nous y reviendrons à propos de l'accompagnement de la personne âgée hospitalisée.

tellement tâtonnants et confus qu'ils en obscurcissent le chemin. Ecouter signifie donc être attentif à la fois au contenu des mots et au langage non verbal, qui en dit gros sur l'état émotionnel du patient : ses mimiques, ses soupirs, les larmes aux yeux. Etre attentif, aussi, au déroulement de l'entretien, aux bénéfices secondaires, par exemple, d'un discours noyé sous les détails ou la critique d'autrui[17] : ces derniers serviraient-ils à masquer une autre réalité ?

C'est un cheminement qui se fait au rythme du patient, grâce auquel augmenteront ses chances de remobiliser ses capacités cognitives, d'augmenter son potentiel d'adaptation mature à la crise, donc de travailler à l'*acceptation* de sa situation. Celle-ci se situe à mille lieues de la résignation, symbole même de l'impuissance et de la passivité. En effet, en temps de crise, la fonction cognitive peut se gripper au fur et à mesure qu'augmente l'anxiété. D'où l'importance d'offrir un lieu de parole où la tension émotionnelle peut se décharger.

Accepter ce qui est ne signifie pas tout subir sans réagir. Au contraire, c'est se mettre au travail : faire des choix dans les priorités, identifier ses limites et chercher des solutions pour mieux vivre ce qui est à vivre, à l'intérieur du nouveau cadre donné.

A propos de l'intervenant, des chercheurs américains (Haight, Coleman et Lord, 1995) proposent une réflexion sur l'appellation d'*écoutant thérapeutique*, qui pourrait convenir à la position de l'accompagnant. Pour faire la distinction avec le mode d'intervention du psychothérapeute, ils soulignent la liberté laissée au patient de choisir le sujet qu'il veut développer, sans que l'écoutant n'intervienne dans ce choix. Dans cet ordre d'idées, on peut dire qu'à chacune de ses visites, il offre au patient une page blanche pour aborder le sujet qui, ce jour-là, lui tient le plus à cœur. Il ne creuse ni n'approuve ce que dit le patient, restant à ses côtés sans le confronter à des conflits intérieurs non résolus. Enfin, il est capable de discerner la pertinence ou la non-pertinence d'une intervention de sa part dans le discours du patient : il est un *écoutant facilitant*. Ces auteurs rejoignent en cela la description du rôle de *facilitateur* développé par Carl Rogers, sur lequel nous reviendrons plus loin.

1.2 Partager

Dans le soutien qu'offre le fait de parler entrent en jeu les visites à l'hôpital de la famille ou des amis. Là le patient peut en principe se plaindre, se faire dorloter. Les boîtes de chocolats s'accumulent, tout comme les fruits pour les vitamines et les fleurs pour égayer la chambre. Reste qu'à un moment donné, lorsque tout a été dit et redit, ce qui est souvent le plus lourd demeure et n'est pas forcément communicable :

---

[17] Nous reviendrons plus loin sur ce sujet en parlant de l'écoute centrée sur la personne.

– Je ne veux pas leur faire du souci. Alors j'attends qu'ils soient partis pour pleurer.
Et ceux qui s'en vont attendent, eux aussi, d'être partis pour pleurer. Pour ne pas lui faire de souci.

La visite au malade peut donc devenir le haut lieu de la non-communication, alors que c'est précisément l'intimité naissant du partage des vulnérabilités qui fortifie le lien et lui donne sa valeur thérapeutique. A condition que les vulnérabilités ne deviennent pas compétitives: «moi c'est encore pire que toi...»; ou simple affaire de sympathie: «je connais, moi ça me fait la même chose...», car alors il n'y a plus partage mais balle de match: le remporte celui ou celle qui a envoyé le coup le plus décisif.

Partager ses peines, partager ses biscuits, partager une chambre. Le même mot revient et dit toujours: partager est une opération à deux (ou plus). L'être humain est en quête d'une relation à l'autre pour se lancer dans la recherche du sens de ce qu'il vit. Il éprouve le besoin de «déposer chez quelqu'un, disposé à la recevoir et à la contenir, une partie éclose de soi trop lourde à porter seul, ou qui nécessite le miroir réfléchissant d'un *alter ego* pour oser advenir ouvertement à la conscience» (Monette, 1991).

Lors d'une conférence, Boris Cyrulnik confirmait ce besoin d'un autre pour devenir soi-même (on peut dire aussi *redevenir*, pensant au vécu de l'hospitalisation). En l'absence de ce lien affectif, disait-il encore, on s'autosécurise et on n'a pas l'énergie pour aller dans le monde.

Partager implique la présence d'un partenaire qui entende, derrière l'énoncé du symptôme et des maux, la souffrance affective, voire spirituelle, qui se cache. Qui accepte aussi de l'accueillir avec compassion, «cette ouverture du cœur à ce que vit l'autre, sans en être submergé» (De Hennezel et Leloup, 1997). Sans pitié ni bon conseil non plus, car rien n'est pire que d'avoir cru partager, d'avoir osé la vulnérabilité et d'avoir reçu en retour une démonstration d'autorité émanant de «quelqu'un qui sait». Qu'il soit médecin de l'unité, conjoint ou copain d'enfance.

On peine à découvrir dans le temps d'hospitalisation un lieu où pourrait se réunifier le patient en partageant ce qui bouillonne en lui, mais aussi – et surtout – où pourraient s'expliquer, se partager et mieux se comprendre les exigences de la *médecine aiguë*, celle que l'on voit à l'œuvre à ce moment-là.

Dans une étude sur le traitement des maladies de longue durée, Assal (1996) discerne clairement ces exigences: il s'agit avant tout de porter un diagnostic, au moyen d'une activité dans laquelle les gestes techniques sont prioritaires. Il faut pour cela que le médecin ait accès rapidement à des données qu'un patient docile lui fournit selon un ordre déterminé. Ce n'est pas le moment de le laisser parler librement. Toutefois, si les choses durent ainsi, tout se met à concourir à sa passivisation: la maladie devient «une assignation à un état de *réification* où le traitement devient pour une large part l'affaire des autres» (Fischer, op. cit.).

Or, comme le démontre cet auteur, un des mécanismes de survie les plus importants se joue dans la lutte qu'engage le patient contre sa *chosification* (ou réification), en faisant que sa maladie devienne son affaire aussi. Lorsqu'il en est ainsi, l'écoute du vécu du patient et le partage du savoir auquel consent le médecin deviennent à leur tour des outils thérapeutiques (on ne parle pas par hasard de l'*effet placebo* de la relation médecin-malade) : ils renforcent l'estime de soi du patient et sa compliance, donc le désir d'être co-acteur de sa guérison. A contrario, lorsque celui-ci perçoit, par exemple, une non-congruence entre ce que lui dit le médecin («vous allez guérir») et la réalité quotidienne qu'il observe et qu'il ne peut exprimer, c'est le doute instillé de la sorte qui mobilise son énergie. Ainsi s'accroît le poids de l'incertitude, du manque du contrôle et d'information qui, augmentant la tension émotionnelle, jouent un rôle profondément perturbant dans l'homéostasie de tout individu.

Par ailleurs, parce que dans sa formation à la médecine de crise, «le soignant a appris à réprimer ses émotions, il s'installe très progressivement une carapace qui bien sûr le protège, mais qui peut être lourde de conséquences dans ses rapports avec le malade» (Assal, op. cit.), car la dépendance émotionnelle du patient et ses attentes vis-à-vis de son médecin demeurent. Mais il est plus confortable pour celui-ci de passer rapidement devant un lit plutôt que de risquer d'être happé par un discours hésitant qui peine à se formaliser[18]. Cela peut être un problème de gestion du temps ; parfois aussi c'est une histoire de confort émotionnel.

Ainsi en est-il de Marie qui, lorsqu'elle refuse tout traitement, place son médecin dans une position difficilement soutenable pour qui se sent mandaté en vue de la guérison biomédicale du malade :

«*– Quand le médecin m'a dit ce que j'avais, j'ai pensé : "Ouf, ça sera bientôt fini !"*
"Ça", pour Marie, c'est sa vie sur terre. Cinquante ans de coups de poignard dans le cœur, de renaissances après le fond du désespoir, de nouveaux départs. Et de nouvelles dégringolades, non sans avoir gagné à chaque épreuve, dit-elle, un peu plus de lucidité, de conscience et de paix. Marie est heureuse de son prénom. L'autre Marie, celle de l'Evangile, c'est sa copine. Enfin presque. C'est elle qu'elle va retrouver, toute protestante fût-elle, dans la petite chapelle, au fond à droite de l'église de son village. Car là, entre Marie(s) seulement, la souffrance peut se dire véritablement. A l'une, la sainte, on avait annoncé : "Quant à toi, femme, la douleur te transpercera l'âme comme une épée". A l'autre, celle qui n'est pas sainte, on n'avait rien prophétisé du tout. Ça lui est tombé sur la tête et sur le cœur, comme ça, le jour où son fils lui a dit :
– J'ai le sida.

---

[18] On peut revenir à ce sujet sur le récit d'accompagnement d'Edmond présenté plus haut.

On devrait canoniser toutes les mères qui perdent un enfant, au nom des nuits passées à se relever parce qu'il pleure, qu'il fait ses dents ou qu'il a mouillé son lit. Au nom des renoncements en tous genres : les études, l'insouciance, la carrière.
De son temps, la femme restait à la maison pour prendre soin de sa famille. Il n'y avait pas d'autre choix que "ménagère" ou "sans profession" pour inscrire son identité sur ses papiers. Pas question de s'annoncer juriste, psychologue ou autre, même si on avait réussi à mener des études jusque-là. Et quand on devait, comme Marie, gagner seule sa vie et exercer un petit métier mal payé, alors on inscrivait "ouvrière" parce qu'on n'avait généralement pas de formation professionnelle.
Elle se tasse dans son lit, se revoit pointer à l'usine, pendant de longues années, après avoir déposé chez une dame de confiance son bébé si petit et si ensommeillé encore.
– Quand Gabriel m'a annoncé qu'il était condamné, il avait trente-trois ans. Comme le fils de l'autre Marie. J'ai revu en un instant tout ce que j'avais manqué dans son enfance et qu'une autre femme avait recueilli : le premier sourire, les premiers pas, le premier pipi dans le pot. J'ai eu l'impression d'avoir passé à côté des choses essentielles et que maintenant c'était trop tard. Il était là, mon coup d'épée à moi.
Marie, celle qui n'est pas sainte mais ne le mériterait pas moins, a pourtant continué à vivre, mue par une certaine soumission à la vie. La douleur était son pain quotidien, son Gabriel s'en allait un petit peu chaque jour, décharné, pâle, souffreteux, avec cependant une lueur dans les yeux qu'elle ne lui avait jamais vue auparavant et qu'elle ne savait comment décrire.
Puis Gabriel est parti. Marie n'avait plus de larmes pour pleurer. A l'instant de sa mort, elle l'a serré contre elle comme une femme qui allaite, l'embrassant de partout. Lorsque l'infirmière est arrivée, elle n'a pas compris comment une femme si fluette avait pu soulever un homme pour le prendre dans ses bras. Elle n'a pas posé de question, elle a placé ses mains sur leurs épaules et elle a dit quelque chose à voix basse, juste pour eux trois. Marie n'a pas compris ce qu'elle disait – ça n'était pas une de ces prières qu'on apprend par cœur – mais elle s'est sentie protégée, aimée, presque apaisée. Elle n'était plus toute seule.
Maintenant, c'est à son tour de se préparer à partir. Elle se redresse soudain sur un coude. Sa voix se fait impérieuse :
– Vous ne leur direz rien, hein ?
– Qu'est-ce que je ne dois pas dire, Marie, et à qui ?
– Que je suis contente de partir. Je ne veux pas les voir arriver avec une tête catastrophée, ni voir arriver un psychiatre qui me bourre de médicaments. Je veux seulement m'en aller. J'ai mené ma vie honnêtement, j'ai accepté les épreuves, je ne me suis jamais défilée.

Elle s'interrompt. Son visage se marque d'une infinie douceur.
– Pour moi, mourir c'est avoir fini ma tâche et retourner à la maison. Je ne veux pas qu'on m'en empêche.
Ce soir-là, en l'aidant à ranger ses oreillers, je songe à l'autre Marie, "bénie entre toutes les femmes", comme le dit la prière. Et cette bénédiction, assortie du coup d'épée, me serre le cœur.
Dans la chambre de Marie, la mère de Gabriel, il a fallu plusieurs jours pour que les médecins, paniqués par son refus et l'idée qu'on pourrait la sauver quand même, acceptent qu'une femme, toute petite et frêle dans son grand lit, leur dise calmement:
– Non merci, je préfère partir.
Depuis, ils ont un peu fui sa chambre et son regard parce que, peut-être, angoissés par la double acception du mot "partir".
Je ne sais pas quand elle est partie pour de bon "à la maison". Elle a quitté l'hôpital un jour, décharge dûment signée, un peu désorientée face à la vie trépidante qui vous saute au visage, à peine franchies les portes coulissantes. Le Ciel, quand on le contemple, s'accommode difficilement de la hâte et de la bousculade».

Analyse et commentaires
Le point central de ce récit montre l'*impasse* dans laquelle se trouvent les soignants confrontés au refus qu'oppose Marie à la poursuite des soins, sans pour autant qu'elle partage avec eux, par crainte d'une intervention psychiatrique, les véritables raisons de son attitude.
Cela est sans doute vécu par les soignants comme une rupture de contrat de la part de Marie: on admet en effet qu'un patient hospitalisé adhère *ipso facto* à la mission de l'institution, qui est de le soigner et si possible de le guérir. Mais il leur faut maintenant passer à une autre forme de relation: un accompagnement où domine l'*impuissance* devant la souffrance, alors qu'existent sans doute ce qu'il faut de traitements médicamenteux pour résoudre le problème. Même les unités de soins palliatifs gardent au moins, face à de tels patients, le recours aux soins de confort, par exemple, alors que Marie refuse toute intervention.
Cet état de fait la conduit à s'isoler. Jung écrivait à ce sujet que «la solitude ne naît point de ce que l'on n'est pas entouré d'êtres, mais bien plus de ce que l'on ne peut leur communiquer les choses qui vous paraissent importantes» (Jung, 1973). Marie peut, en exigeant toutefois le secret, partager avec son accompagnante les raisons profondes qui la poussent à ne pas vouloir continuer à vivre, sans pour autant exprimer d'idées suicidaires. Faisant cela, elle se rapproche des patients qui énoncent, sous forme de *directives anticipées*, leurs volontés concernant les soins qu'ils accepteraient ou non si une maladie ou un accident graves les empêchaient un jour de s'exprimer à ce sujet. Ceci n'est ni une demande d'euthanasie ni une demande d'assistance au suicide, et Marie

se situe dans une zone peu confortable pour les soignants: «non merci, je préfère partir».

Par ailleurs, l'entretien non directif permet à Marie de déposer un poids très lourd pour elle, qui est son regret d'avoir dû confier son enfant à une tierce personne. Elle s'est sentie amputée d'une part importante de son rôle de mère, ce qui pourrait jouer un rôle dans le processus de deuil qu'elle semble ne pas être en mesure d'affronter puisqu'elle lui préfère sa propre mort. On peut penser que cette décision est pour elle le moyen de renouer une relation fusionnelle avec Gabriel.

On voit que l'accompagnante, ici, trouve sa *place spécifique* dans l'accueil et l'écoute de ce que les autres intervenants ne peuvent ou ne veulent pas entendre. Elle pourrait, ce faisant, se trouver dans une situation peu confortable, prise entre le respect de la confidence et le nécessaire partage d'informations avec l'équipe soignante, voire sa loyauté à son égard[19].

Il s'agit ici véritablement d'un *accompagnement spirituel*, tant les pistes sont nombreuses face à la mort: peut-être Marie pourrait-elle, par exemple, en dire davantage sur «cette lueur [que Gabriel] avait dans les yeux (…) et qu'elle ne savait comment décrire», dans l'optique de faire croître en elle un bien-être spirituel qui ne demande apparemment qu'à se développer. On peut remarquer par ailleurs, lorsque Marie raconte le décès de Gabriel, que c'est l'*attitude* de l'infirmière qui est profondément sécurisante pour elle, et non une prière ou des paroles que celle-ci prononcerait.

1.3 Prendre son temps

Attendre: qu'il se passe quelque chose, que l'heure de l'examen arrive, que le médecin donne son diagnostic, que la guérison s'amorce ou que «ça» soit enfin fini, quel que soit le sens que l'on donne au générique «fin». Vivre à l'hôpital, c'est avoir devant soi de grandes plages vides de toute stimulation, propices à toutes sortes de fantasmes et de déferlements émotionnels.

«Les périodes de longue attente, quelle que soit leur cause, équivalent à des pertes: la vie s'arrête, les projets sont suspendus et l'anxiété s'installe. On dépense une énergie folle en suppositions et en calculs de toutes sortes. Des peurs hantent notre esprit, annihilent toute joie de vivre, nous paralysent. Les questions se bousculent» (Monbourquette, 1995). Cet auteur ajoute une question importante: à quel moment et comment cesse-t-on d'attendre pour devenir acteur de son destin? En d'autres termes, comment passer de la résignation à l'*acceptation*, laquelle devient mobilisatrice des ressources personnelles au lieu de passivité souvent délétère?

[19] Elle est psychologue stagiaire dans l'unité de soins.
[20] Cet auteur développe dans son article, selon le modèle inspiré de Kübler-Ross, les phases que vit toute personne confrontée à la maladie. Après le choc du diagnostic suivent un certain nombre d'étapes: la dénégation, la révolte, le marchandage (soit une acceptation de la maladie sous conditions), puis la réflexion et le retour sur soi. L'aboutissement de ce processus, difficile pour le patient comme pour les soignants, est enfin la phase d'acceptation de la maladie.

Maté (op. cit.) donne, avec pertinence, cette définition de l'acceptation : elle est « la volonté de reconnaître les choses telles qu'elles sont ; le courage d'utiliser les pensées négatives pour mieux nous comprendre, sans les laisser teinter notre attitude devant l'avenir. L'acceptation ne veut pas dire se résigner à voir se prolonger des situations inacceptables, mais plutôt regarder la réalité en face, telle qu'elle est ». On pourrait rappeler ici la définition que nous avons proposée plus haut : évaluer ses limites et ses ressources pour pouvoir mettre en route sa créativité personnelle, quel que soit le temps qui reste à vivre.

Il est important de souligner ici la notion de *pensées négatives* qu'introduit Gabor Maté : le plus souvent, et nous le voyons à plusieurs reprises dans cet ouvrage, on considère que des expressions telles que « je ne m'en sortirai jamais », ou bien « personne ne s'occupe de moi dans cet hôpital » sont à bannir du discours du patient, par crainte qu'elles ne soient une porte ouverte au laisser-aller et au naufrage qui s'ensuivrait. Or les pensées qui leur sont sous-jacentes existent, se bousculent dans la tête du patient. Il doit utiliser beaucoup de son énergie s'il veut les réprimer ce qui, par ailleurs, ne contribue pas à son apaisement. On peut dire ici que l'expression fort commune qui dit « il ne faut pas... » relève de l'illusion volontariste : dans le domaine des émotions, le rationalisme n'a pas le dernier mot.

Pour revenir à la question du temps disponible, on peut dire que le paradoxe est le suivant : au moment où le patient aurait devant lui tout son temps pour réfléchir et partir à la découverte de ressources personnelles que parfois il ne soupçonne pas, il se trouve le plus souvent face à une équipe médicale qui doit lutter contre l'érosion de son temps et, de ce fait, chronométrer les moments qu'elle passe auprès de chaque malade. Il peut alors se mettre à osciller entre « un temps d'attente qui rend capable de tenir » ou « un temps de désespoir qui tue » (Fischer, op. cit.).

Permettre au patient de prendre son temps pour se décrire, pour poser des questions, pour dire ses émotions et ses croyances, représente un moyen sûr non seulement pour favoriser l'adhésion du malade à son traitement, sa collaboration, mais pour lui permettre aussi de progresser dans son processus d'adaptation à son état. Avec des limites de disponibilité guidées par l'évolution de son discours plutôt que par le chronomètre, bien que ceci relève parfois de l'utopie.

Ainsi Johnny, un vieux monsieur qui peste contre, dit-il, l'inattention des infirmières à l'égard de ses besoins les plus essentiels :
– Elles ne se soucient même pas de savoir si j'ai soif...
A première vue, il n'est qu'un patient pénible, voire hargneux. Un temps suffisant pour accueillir, sans jugement ni tentative de justification, ses critiques contre l'équipe soignante, permet de saisir un processus : il est dans sa *phase de révolte* contre son état, il est accusateur et cherche un bouc émissaire (Assal, op. cit.[20]). Derrière les mots son impuissance, car il est hémiplégique ; sa colère contre l'accident vasculaire cérébral qui lui a sapé d'un

coup son autonomie et lui révèle sa difficulté extrême à demander quelque chose à quelqu'un, à être dépendant. Attaquer l'autre, se désigner comme une victime, c'est plus facile pour lui, en ce moment, que de laisser monter ses émotions et les partager.

Il lui a fallu du temps pour qu'il prenne le risque de dire ce qui se cachait sous sa mauvaise humeur. Pour ouvrir, à son rythme, les barrières de sa sensibilité. Du temps pour se dire, aussi :
– Vous savez, là, au fond de moi, je suis un bon bougre !
Et de se rendre compte qu'il n'est pas qu'un patient aigri et malcommode, que la vie au fond de lui bouillonne toujours, qu'il peut inventer des stratégies pour commencer à reprendre un peu de contrôle sur sa vie quotidienne. A travers la réussite de petits actes d'autonomie, il secoue le sentiment d'impuissance qui le submerge. C'est « le moment où il peut retrouver ses souvenirs de "héros" et se reconnecter avec ses qualités personnelles » (Assal, enseignement oral). « Il ne se laisse plus déborder par les conséquences émotionnelles de la situation » (Pearlin & Schooler, 1994).

Prendre son temps implique aussi, pour l'accompagnant, un sérieux lâcher prise par rapport au temps qui passe, aux questions qui restent en suspens, à celles qui sont sans réponse, à l'envie de fuir, parfois, lorsque l'émotion le submerge et le pousse à s'enfuir :

> *« J'aurais dû lui dire qu'elle était belle, plongée tout entière dans un monde qui ne lui appartiendrait jamais qu'à elle et qui reste un mystère pour ceux qui passent avec elle ses dernières heures sur terre.*
> *Les soignants ont appelé sa famille :*
> *– Venez, c'est le moment.*
> *Dans quelques heures ou dans quelques secondes, Maguy sera entrée sur ce chemin qui mène à l'inconnu absolu. Moi, je suis arrivée vers elle par hasard, inquiète de ne pas avoir de ses nouvelles, de son téléphone qui sonne dans le vide. Ma première réaction en la voyant a été la fuite : "c'est fichu !". Je lui ai caressé le front et je suis partie. Pourtant, en m'entendant lui dire bonjour, elle a eu un sursaut et comme un sourire, même si celui-ci est vite retombé.*
> *Je suis partie pour cause de courses à faire, de repassage qui m'attend depuis des lustres à la maison et, pourquoi pas, de petit café sur une terrasse, maintenant que le soleil est revenu. Et puis...*
> *Devant la mort, j'ai été aussi apeurée que la majorité silencieuse.*
> *– Moi, je crois qu'après la mort il n'y a plus rien, disait-elle. Plus rien, cela signifie aussi qu'il n'y a plus de souffrance. Je n'ai pas besoin d'autre chose.*
> *C'était son credo. Et voilà que Maguy sera la première à savoir qui de nous deux avait raison : la vie s'éteint-elle pour disparaître dans une énergie cosmique sans fin, ou bien se transforme-t-elle pour réapparaître là d'où elle est venue ?*

Nous discutions avec passion, en ce dernier été, où l'objectif dans le jardin de la maison de convalescence était: "deux bancs". Brave Maguy, elle se fixait pour tâche de s'asseoir sur deux bancs successifs lorsque nous sortions un moment. Quitte à remonter dans sa chambre dans une chaise roulante que j'allais lui chercher au pas de course.
En elle bouillonnaient tout plein d'interrogations qui n'avaient qu'une exigence: être écoutées, être reçues par quelqu'un. Sans cela, elles ne faisaient que tourner en rond, comme un tourbillon qui, alors, dévaste progressivement le paysage. Maguy n'en pouvait plus de garder pour elle ses enthousiasmes, sa curiosité pour le monde.
Deux bancs. C'en était ainsi de son énergie:
– Ma carcasse ne me suit plus. Vivement que je la pose.
Son âme et son cœur continuaient leur marche, même si le corps ne suivait plus. Les questions, les interpellations jaillissaient:
– Vous y croyez, vous, à la vie éternelle?
Mais Maguy dodelinait de la tête bien avant que nous ayons pu entrer dans un dialogue. De retour dans sa chambre, elle me laissait l'installer sur son lit, tapoter ses oreillers, mettre son châle sur ses épaules et la couverture sur ses pieds.
– Pas plus haut, s'il vous plaît.
Elle fermait les yeux, "juste un moment, pour récupérer", disait-elle. Mais non, la carcasse ne suivait plus et elle s'endormait vraiment.
Maguy m'a enseigné l'intensité de la vie, avec son corps tout ratatiné, son équilibre chancelant et sa peur de se perdre. Elle m'a montré à quel point le vieillissement, s'il la privait de ses ressources physiques, n'atteignait pas son âme. Car celle-ci pourrait bien être du domaine de l'impérissable, de l'éternité. Elle poursuivrait la quête de ses origines et de son destin, même si le support qui l'abrite se dégrade.
– Alors, la vie éternelle?
Elle qui n'avait jamais douté de la présence de Dieu dans sa vie le voyait absent de là où elle serait, lorsqu'elle aurait quitté cette terre. Mais ce n'était pas catastrophique puisque, de toute façon, elle ne sentirait plus rien. Maguy était sereine.
Sur la route, après avoir pris la fuite en la voyant mourante, j'ai fait demi-tour. On ne pouvait pas se quitter ainsi. Je suis revenue vers elle, j'ai bafouillé une excuse:
– Excusez-moi, j'ai dû m'éclipser un instant. Je reviens vers vous maintenant.
Elle a peu réagi. Je me suis sentie gauche, à la fois pressée par le besoin de lui dire que je l'aimais et mon ignorance de ce qu'elle pouvait souhaiter en ce moment. J'ai murmuré:
– Maintenant que vous allez partir, je voulais vous dire merci pour nos partages, nos grandes questions et nos fous rires. Je suis si heureuse que nous ayons pu passer tous ces moments ensemble.

Je me suis tue. Elle était belle, son visage lumineux. Son souffle s'est fait irrégulier. S'est arrêté, a repris. J'ai caressé son front. J'ai senti que nous n'étions pas seules. Une présence invisible, incroyablement apaisante et douce, était là, illuminant le présent que nous vivions. »

Analyse et commentaires
Le point central de ce récit est la peur de l'accompagnante devant la mort. Il faut noter toutefois que sa dérobade ne la conduit pas à une culpabilisation où elle se blâmerait d'avoir ce type de réaction. Au contraire, après avoir quitté la patiente, elle revit plusieurs séquences de leurs échanges, ce qui lui fait prendre conscience de son mouvement de *fuite*. Celui-ci devient alors choquant pour elle eu égard à l'intensité du lien qui les unit: «on ne pouvait pas se quitter ainsi».

Ce n'est donc pas sous l'effet d'une *répression* automatique de sa pensée négative (la peur de la mort) qu'elle revient vers la patiente: en prenant son temps, elle fait de son retour une action réfléchie, prenant appui sur la qualité de leur lien.

Par ailleurs, le récit montre la force du *mouvement d'intériorité croissante* chez la personne âgée: alors que ses forces physiques déclinent, sa vie intérieure prend de plus en plus d'importance, d'où la valeur du dialogue et des échanges avec autrui. Ici, l'accompagnement joue un rôle de premier plan, notamment dans le questionnement sur la vie et la mort[21].

L'accompagnante semble rester plutôt silencieuse face aux questionnements de Maguy. En fait, on peut observer qu'elle est très attentive à *recevoir* ces interrogations plutôt qu'à leur donner une réponse, à observer l'état de la patiente et à veiller aux besoins physiologiques de celle-ci. Elle offre dès lors une *présence nourricière* à Maguy, puisqu'elle veille autant à sa sécurité qu'à son bien-être émotionnel. Ceci dépasse largement, en valeur absolue, une réponse même bien ficelée aux questions de la patiente.

1.4 Pleurer
Pleurer fait partie des 4P. Toutefois, les larmes ont mauvaise presse: si «ça» commence, «ça» n'en finira pas. Croit-on. Car c'est lorsqu'elles sont ravalées qu'elles font du mal, elles «rongent insidieusement», écrit Hubert Auque (2001), empêchant l'apaisement émotionnel et la libération de l'esprit pour qu'il puisse se tourner vers autre chose: par exemple entrer dans un processus de deuil. En effet, la *perte* est sans doute un des phénomènes les plus importants que vit le patient: il arrive à l'hôpital parce qu'il a perdu le bien-être (même relatif) de son corps; il est confronté à la perte

---
[21] Ces points sont développés plus avant dans les chapitres consacrés à l'accompagnement de la personne âgée et à l'accompagnement spirituel.

de son indépendance, parfois de son autonomie; d'une certaine image de soi, de son statut, de son domicile, de son travail, de ses relations. Il vaut la peine de rappeler ici que la dépression est liée à une perte d'identité (Haynal, Pasini et Archinard, 1997).

La vie est, en elle-même, une longue succession de pertes à travers lesquelles passe la progression de l'être humain (devenir adulte, par exemple, implique la renonciation à l'insouciance de l'enfance[22]) – et c'est en soi un processus normal et souhaitable. La maladie, par contre, représente un de ces événements non désirables qui demandent, pour faire face aux pertes, une mobilisation psycho-affective exceptionnelle jusqu'à ce que l'être humain y trouve (éventuellement) une chance de rétablir son équilibre antérieur, voire de progresser sur le plan personnel. Dans un contexte d'hospitalisation, elle implique de plus une séparation d'avec le milieu de vie (y compris le chat ou le chien), qui engendre une anxiété de séparation plus ou moins forte.

La réaction à la perte est la colère parfois, la tristesse et l'anxiété toujours, pour autant que le patient ne nie pas ses émotions ou ne soit pas contraint de cacher ses larmes, de pleurer en cachette ou la nuit, pour ne pas être taxé de femmelette ou de dépressif. Ou encore, parce qu'il a si bien intériorisé les contraintes familiales («chez nous, on ne pleure pas pour un rien!»), que plus une larme ne sort, quelles que soient les circonstances.

Pleurer est source de décharge émotionnelle. Tout comme la répression de la colère (imploser, se ronger les ongles ou serrer les dents), la répression des larmes a pour effet principal d'accroître le niveau de stress en augmentant la tension intérieure. Quant à exploser à l'hôpital, son résultat le plus fréquent revient à créer le vide autour du lit, car la colère fait peur et indispose (tout comme les larmes d'ailleurs); elle provoque souvent en urgence le recours au psychiatre ou à une médication adéquate. C'est qu'elle est généralement ressentie par les soignants comme une attaque contre eux ou contre l'institution. Elle est en effet souvent présente contre eux, car ceux-ci deviennent les objets attaquables tout désignés lorsque la rage contre la maladie ne trouve pas à s'exprimer autrement. Ainsi n'est-il pas rare, comme le souligne Pasini (1990), «qu'une première réaction anti-dépressive s'exprime sous forme d'agressivité inadéquate envers le personnel», notamment dans les situations où le processus de deuil sera particulièrement douloureux.

Le mot de «colère» en lui-même suscite une forte inquiétude: le plus souvent il suggère une manifestation incontrôlable et potentiellement destructrice qu'il s'agit de réprimer vite et bien. Or elle naît le plus souvent d'une incapacité à affirmer un besoin, à oser demander, par exemple, une pause dans un processus de soins, voire une meilleure information ou un

---

[22] Judith Viorst (1988) explique fort bien ces étapes dans son ouvrage intitulé *Les renoncements nécessaires*. Nous y reviendrons par ailleurs en abordant la question du vieillissement.

moment d'écoute. Des chercheurs ont développé à ce sujet des méthodes d'*assertivité* (ou *affirmation de soi*) pour «aider chacun à oser s'affirmer dans la vie tout en gardant des relations positives avec son environnement» (Chalvin, 1995). Cet auteur ajoute encore «et ceci sans être ni paillasson, ni hérisson»!

Si donc on accepte de voir la colère comme un signal d'alarme annonçant que le patient est en manque de moyens d'affirmer un besoin ou une émotion, alors on peut proposer dans cette situation une démarche d'accompagnement. Celle-ci consiste à écouter le patient sans chercher à le calmer ni à justifier la situation qui a déclenché sa colère. C'est dans le fait de se sentir accepté et accompagné dans son bouleversement qu'il trouvera peut-être une chance de s'apaiser et de découvrir progressivement un fonctionnement cognitif lui permettant d'affirmer ses besoins sans devoir «monter les tours». Accompagner l'expression de la colère permet donc souvent d'éviter qu'elle se transforme en rage impuissante, avec tous les effets délétères dont celle-ci est porteuse.

Pour revenir à la relation du malade avec son médecin, qu'elle se place en cabinet médical ou à l'hôpital, l'expérience montre qu'«au pays de la maladie, les émotions règnent en maître et la peur se niche dans la première pensée venue» (Goleman, op. cit.), submergeant souvent la capacité du patient à comprendre ce que dit le médecin. C'est ainsi que ses croyances sur la maladie peuvent rester solidement implantées, en dépit des apparences, ouvrant la porte au risque de non-adhésion au traitement, du moins aussi longtemps que les émotions restent réprimées.

En milieu hospitalier, le stress vécu par le malade, notamment sa nervosité en milieu médicalisé, vient ajouter son lot d'émotions toxiques à celles qui peuvent avoir contribué à l'émergence de la maladie. Cette nervosité spécifique est appelée «syndrome de la blouse blanche». Elle caractérise une situation de stress, au sens que lui donne Hans Selye (1981): il ne peut ni la fuir ni l'attaquer, ce qui serait la réaction normale à une perturbation provoquée par les agressions du milieu[23]. Pourtant, il arrive souvent que le bouleversement qui est lié à ce syndrome n'apparaisse pas, aux yeux des soignants, comme suffisant pour justifier le recours à un soutien de type psychothérapeutique: il est plutôt considéré comme normal d'être inquiet, triste et mal dans sa peau lorsqu'on est malade, ce qui n'est pas erroné en soi. Le traitement et la guérison qui s'amorcent amènent généralement la sédation des symptômes.

Ceci explique que, la plupart du temps, le patient soit appelé à surmonter par ses propres forces le choc de son hospitalisation. Pourtant, comme l'explique Giovannini (1986), une aide est le plus souvent nécessaire pour

---

[23] Cette notion d'«agression» ne met pas en cause les qualités personnelles ou professionnelles des soignants. Elle décrit ici la perturbation émotionnelle engendrée par la maladie, les examens et les soins qu'elle requiert.

aider le malade à se comprendre et à comprendre ses réactions, ce qui permet de convertir l'anxiété inconsciente en anxiété consciente. L'avantage n'est pas des moindres en termes de mobilisation des forces intérieures de guérison, en ce sens qu'il est aidé à quitter des mécanismes de défense dévoreurs d'énergie, tels que la régression à une position de petit enfant plus ou moins soumis, les réactions agressives ou encore la négation de sa pathologie. C'est aussi un avantage non négligeable pour les soignants, qui peuvent alors se concentrer sur les processus de soins sans être contrés par des réactions inadéquates.

Le poète autrichien Erich Fried exprime pour sa part, en quelques vers, le bienfait des larmes:

Pouvoir exhaler sa détresse,
Expirer à fond pour à nouveau inspirer.
Et peut-être dire sa détresse avec des paroles authentiques
Qui expriment ce que l'on ressent et que l'on va comprendre,
Et que peut-être quelqu'un comprendra
Ou pourrait comprendre.
Et pouvoir pleurer.
Ce serait presque le bonheur retrouvé.

Il montre aussi que pleurer devant autrui peut être un acte de confiance relationnelle. De la part de celui ou celle qui lâche prise et ose enfin montrer sa vulnérabilité, donc entrer dans la réalité de la vie. De la part aussi de celui ou celle qui sait accueillir les larmes sans s'affoler, sans craindre pour la santé mentale de l'autre ni pour le temps qui passe. Il y a un fossé entre le fait de pleurer en cachette et de pleurer en étant consolé, nous l'avons déjà vu. Ce type de cheminement que font ensemble soignant et patient participe du processus de guérison: accueillir le cafard et permettre de pleurer devient aussi un acte thérapeutique.

Viktor Frankl (1993) ajoute, de son côté, que «(...) pleurer atteste de ce qu'un homme fait preuve du plus grand des courages, celui de souffrir».

1.5 Addendum: les 4P, une utopie?

Les 4P se présentent comme un outil efficace au service de la médecine humaniste, confirmant le point de vue des psychanalystes qui affirment que «ce qu'il y a de plus puissant dans la guérison pour un homme, c'est un autre homme» (Cifali, op. cit).

Cela implique pour le médecin de renoncer à une position où il serait le détenteur exclusif d'un savoir face à un malade dont il attendrait l'adhésion inconditionnelle et automatique à ses ordonnances. Certes il possède un savoir considérable; cela ne le rend cependant pas tout-puissant. Il ne reste d'ailleurs sur terre plus de toute-puissance non chahutée: l'ecclésiastique, le policier ou l'instituteur peuvent le confirmer, à défaut que Dieu en personne ne vienne témoigner de ce qui Le concerne personnellement.

Dans la médecine hospitalière, l'urgence des interventions rend rarement possible la prise en compte du vécu psycho-émotionnel du patient: c'est l'efficacité biotechnologique des soignants qui est en jeu, aussi importante pour leur identité professionnelle propre que pour la survie du malade. Celle-ci est aussi le souci des gestionnaires lesquels, déclare Goleman (op. cit.), semblent bien souvent imposer leurs réalités au système médical: les considérations budgétaires commandent le moins de dépenses possible pour le maximum d'efficacité constatée. Or laisser parler et partager le temps d'un vécu plus intime coûte cher en présence humaine; il est a priori moins onéreux d'ajouter un anxiolytique à la médication. Ici se révèle la redoutable association de la médecine aiguë et du pouvoir managérial, lorsque celui-ci limite sa réflexion économique aux coûts visibles.

Les 4P placent également le soignant dans une position qui rappelle l'impasse de la *double contrainte*. Ce concept a été décrit pour la première fois par Bateson et ses collaborateurs (1956) pour expliquer une relation dans laquelle un individu est soumis en même temps, et de la part de la même personne, à deux injonctions contradictoires entre elles. L'exemple le plus connu est l'ordre lui intimant: «soyez spontané!». S'il y obéit, il n'est pas spontané; s'il ne le respecte pas, il est en infraction. Quoi qu'il fasse, il a tort.

Emis à l'origine pour expliquer certains troubles dans la schizophrénie, ce concept trouve également des échos dans les sciences du comportement. Watzlawick et ses collaborateurs (1972) estiment qu'il introduit un comportement paradoxal face à l'*indécidabilité* suscitée: «en présence de deux solutions possibles qui s'excluent mutuellement, on doit choisir. On peut s'apercevoir assez vite qu'on a fait un mauvais choix, ou bien on peut tergiverser trop longtemps et par suite manquer le coche. (…) Les effets de ces expériences sur le comportement peuvent aller de l'indécision par peur d'un choix erroné à l'inanition pour éviter la punition». Watzlawick ajoute plus loin qu'une troisième réaction est possible: «se retirer du jeu. On peut y parvenir en se retirant obstinément sous sa tente, et en bloquant de plus les voies de transmission de la communication.»

On pourrait illustrer ainsi l'impasse de la double contrainte pour le soignant: d'une part on lui demande de manifester dans ses actes et son attitude la politique de l'hôpital, qui annonce que «l'on remet l'humain au centre des soins», d'autre part, on exige de lui en même temps qu'il soit toujours plus performant et moins coûteux en termes de ressources humaines. S'il obéit à la politique à vision humaniste, il prend du temps pour être véritablement en relation avec son patient: ce faisant, il coûte cher au pouvoir managérial, donc désobéit à ce dernier. S'il inverse sa position, il obéit aux diktats de l'efficience mais désobéit à l'ordre de placer l'humain au centre de tout processus de soin, en tout cas en termes de relation humaine.

On pourrait ainsi émettre l'hypothèse que la double contrainte joue un rôle non négligeable dans la difficulté du soignant à établir une communication autre que fonctionnelle avec le patient. Il n'est pas exclu non plus que cela intervienne dans la démotivation du personnel infirmier, avec toute les conséquences que cela peut avoir sur la qualité des soins et le taux de rotation du personnel.

Ainsi, il reste à trouver des instruments d'évaluation capables de convaincre le pouvoir managérial que le poids du silence est potentiellement plus lourd, en termes de coûts de l'hospitalisation, qu'une organisation du travail offrant au patient un espace de parole libératrice; aussi lourd, peut-être, que le prix de l'absentéisme des soignants pour cause d'épuisement ou d'insatisfaction au travail.

Il resterait donc à inclure dans le processus de soins un *espace transitionnel*, pour paraphraser Winnicott[24], où puissent se vivre les 4P: un moment qui appartienne à la fois totalement au patient, dans lequel il peut, à l'instar des plongeurs, vivre un palier de décompression, et à la fois à l'institution puisqu'il s'agit pour elle d'assurer sa mission. Ainsi les stratégies de défense du patient n'entreraient pas en conflit, insoluble parfois, avec les impératifs des soins. Ce n'est pas là simple affaire de confort. En effet, ainsi que l'écrit Renée Houde (1999), «les relations transitionnelles ont une fonction adaptative et elles favorisent alors la croissance de l'individu en transition».

L'accompagnement représente sans doute cet «espace transitionnel», où l'intervenant n'a pas d'autre fonction que d'«être avec» pour faciliter l'adaptation du malade et la mobilisation de ressources que celui-ci croit si souvent perdues. Il permet, sans effacer la réalité, de vivre un instant de régression, à l'instar de ce qui se vit dans des bras maternels qui réconfortent. Il trouve là sa spécificité propre à l'intérieur du système de soins. Il facilite ainsi la poursuite du chemin. Jean-Yves Leloup (2002) décrit ainsi sa propre pratique d'accompagnant:

> «*J'essaie de vivre ce qu'un touareg m'a transmis un jour où j'étais malade au point de penser, à nouveau, devoir en finir. Il s'est simplement assis. Je n'aurais pas supporté qu'il dise un mot ou qu'il me touche... surtout qu'il ne fasse rien! Pendant une heure il n'a effectivement rien fait. – Je me dis que c'est peut-être la mère dont on rêve. Quelqu'un capable de s'asseoir, d'être là et qui permet à l'enfant de vivre ce qu'il a à vivre, d'heureux ou de malheureux, mais elle est là. – Cet homme était là. De cette qualité de présence la guérison est advenue, physiologiquement vérifiable, psychologiquement gratuite et efficace.*»

Là encore, il reste à savoir comment, dans des hôpitaux aux mesures budgétaires obligatoirement évaluables sur le plan quantitatif, assurer cette fonction. En ce sens le bénévolat, s'il est qualifié, représente sans doute un

---

[24] Winnicott utilise ce terme de «transitionnel» lorsqu'il parle de tout ce qui permet à l'enfant de quitter la maison et d'aller dans le monde sans perdre les repères qui le rassurent: c'est par exemple le «doudou» qu'il emporte avec lui partout où il va.

contrepoison à une vision monolithique des soins hospitaliers, sans pour autant prendre des places de travail à ceux qui en ont besoin. «La souffrance humaine ne peut faire l'économie de l'accompagnement, autant dans la perspective d'une guérison que dans celle de la recherche de ressources pour assumer cette souffrance et lui donner sens, notamment en fin de vie» (Le Bouëdec, 2003).

2. Le capital temps

Le temps disponible est sans doute l'un des soucis les plus envahissants dans tout établissement hospitalier, ceci principalement sous la pression des restrictions budgétaires. Pourtant, le capital temps est un outil relationnel et thérapeutique des plus précieux. S'arrêter «pour rien» au chevet d'un malade, simplement pour être là, disponible aux soupirs, aux larmes parfois, aux regards qui en disent long, permet la décharge d'émotions trop souvent contenues. C'est aussi une chance de *revalorisation narcissique*, dans la mesure où le vécu du patient se trouve vraiment, et lui seul, au centre des préoccupations de l'intervenant. «Quand je me sens écouté, il y a toute la place pour moi et en même temps, il y a quelqu'un», écrivait Maurice Bellet.

> *«Mon statut me permet de disposer d'un capital temps le plus souvent inimaginable pour tout intervenant rémunéré»*, explique Anne-Laure, bénévole dans un établissement médicalisé, *«car j'échappe à toute considération budgétaire. Je ne suis pas sûre, par contre, que ma fonction soit inscrite comme thérapeutique dans un protocole de soins, et pourtant je suis certaine qu'elle apporte une contribution non négligeable au traitement, si l'on accepte d'acquérir sur celui-ci une vision holistique*[25].
>
> *C'est ainsi que la notion de "perdre du temps" ne me hante pas lorsqu'il s'agit d'être au côté d'un patient et qu'il semble ne rien se passer dans le moment que nous vivons ensemble: il faut parfois beaucoup de temps pour que tel patient sorte de sa solitude intérieure et reprenne vie.»*

Le fait de pouvoir prendre son temps, qu'il s'agisse du soignant ou du soigné, permet à l'accompagnement en milieu hospitalier de révéler une de ses forces en permettant, par la non-directivité et l'écoute centrée sur la personne, un apaisement de la tension émotionnelle liée au stress de l'hospita-

---

[25] Ce terme prend sa source dans le «holisme», une «théorie selon laquelle l'homme est un tout indivisible qui ne peut être expliqué par ses différentes composantes (physique, physiologique, psychique) considérées séparément» (Le Petit Robert). Sur le plan médical, ce terme qualifie une approche globale des soins.

lisation. Comme l'explicite Le Bouëdec (2003), trois processus sont indissociables les uns des autres dans cette démarche : accueillir et écouter le patient; l'aider à discerner et délibérer; cheminer avec sollicitude à ses côtés. Les répétitions et les silences, tout «chronophages» soient-ils, peuvent ainsi devenir des outils : ils sont une chance d'ouvrir des portes à travers l'accueil de la parole, quelle qu'elle soit, dans l'idée qu'elle peut remettre en route un fonctionnement cognitif, aider à trouver une forme d'apaisement à travers un récit de vie, ou encore reconstruire une identité mise à mal par le choc de l'hospitalisation. On peut repérer ce phénomène dans le récit de l'accompagnement d'Antoine :

« – Ecoutez, c'est comme ça que ça se joue : pom-pomp'hom-pomp'hom. Parce que ceux qui jouent p'hom-pompompom-p'hom, ça n'est pas juste, il n'y a pas ce souffle de vie qui fait toute la force du morceau. Vous comprenez ?
Annie, son infirmière, m'avait prévenue : il est un peu désorienté. Pour l'instant, c'est moi qui le suis : il ne m'a pas laissé le temps de me présenter, il m'a happée et me chante pom-pom-pom d'une voix assurée, sans me voir vraiment. Son lit a des barrières – c'est le signe que les soignants ont des craintes pour sa sécurité.
Je reste médusée devant cet homme. Il doit avoir pas loin de cent ans. Tout autour d'un visage d'une quasi-sévérité, des cheveux blancs partent en mèches un peu folles. Et il chante toujours – pom-pom-pom. Je dirais même que sa voix prend de la puissance maintenant qu'il se sent écouté. Un moment, l'envie me prend d'aller fermer la porte qui nous sépare du corridor, histoire qu'on ne nous entende pas. Drôle de réaction de gêne de ma part. Mais il me retient :
– Attendez, ne partez pas !
Alors je m'assieds sur la chaise, à côté de son lit.
– C'est gentil de vous asseoir à côté de moi.
Très vite il reprend le pom-pom-pom qui m'a mise mal à l'aise tout à l'heure. Et si les collègues se mettaient à rire en me voyant accoudée à la barrière du lit d'un vieux monsieur qui chante pom-pom-pom-pom ? Mais il se met soudain à raconter sa vie de tout jeune artiste à Paris, fréquentant des gens plutôt bizarres, ceux qui cravachent dur pour se faire connaître : un dénommé Trenet, Charles de son prénom, par exemple. Inlassable, il raconte leurs soirées de cafard mais aussi d'exhaltation, puis le jour où la notoriété les fait s'envoler chacun de son côté :
– Adieu, Charles, et bonne route !
Il se tait.
Et voilà qu'il saute à nouveau dans le présent, raconte avec une précision stupéfiante ce qu'il a vécu avant d'arriver à l'hôpital. Puis il fredonne à nouveau :
– Pom-pom-p'hom, pom-pom-pom, pom-pom-pom, p'hom...

C'est une symphonie de Mozart. Je me mets à fredonner avec lui. Il sourit mais soudain me reprend :
– Non, pas comme ça. Le dernier, c'est pom-p'hom, pas pom-pom. Vous entendez ?
Je m'applique, je recommence. Moi qui, au piano, n'ai jamais dépassé la Valse des Puces, me voilà en train de donner souffle à Mozart. Je prends une leçon particulière de musique avec un grand soliste, actuellement couché dans un lit d'hôpital. Lucide, attentif, généreux. A-t-on jamais entendu symphonie mieux interprétée que par l'étrange duo que nous formons ? Il s'interrompt :
– C'est comment votre petit nom ?
– Je m'appelle Brigitte.
– Moi c'est Antoine. Vous m'appellerez Antoine, n'est-ce pas ?
– D'accord, Antoine.
– Et moi je vous appellerai Brigitte.
Son âme de musicien a repris vie, allégeant pour un moment la pesanteur de l'âge et de la maladie. Une façon de reprendre des forces. Il sourit, puis ferme les yeux. Mais le voilà qui s'agite :
– Vous reviendrez me voir ?
– Je reviendrai vous voir.
Alors il cherche sa place sur l'oreiller, se tasse sous son duvet.
– Je suis un peu fatigué. C'est que j'ai nonante-six ans cette année...
J'arrange sa couverture. Il sourit. Au moment où je m'apprête à quitter sa chambre, il sort de sous son drap une longue et belle main d'artiste, toute décharnée, me fait un signe :
– A bientôt, Brigitte ! »

Analyse et commentaires
Lorsque Antoine fredonne pom-pom-p'hom, il montre son besoin impérieux de retrouver une sécurité intérieure, du connu sur lequel il puisse s'appuyer. C'est souvent le cas des personnes âgées, désorientées pour cause de vieillissement pathologique et/ou par une difficulté d'adaptation à leur changement de milieu.
Le récit montre la valeur du temps consacré à ce patient : autant par l'évocation de souvenirs professionnels (cela fait appel au *phénomène de réminiscence*), que par la disponibilité de l'accompagnante à fredonner avec lui, malgré sa gêne, un «pom-pom-pom», Antoine se reconnecte avec son identité professionnelle d'autrefois. Le fait qu'il fredonne ainsi apparaissait aux soignants comme un signe possible de démence ; à lire ce récit, on peut raisonnablement imaginer qu'il se transforme en outil au service de ses stratégies d'adaptation. Il suggère en effet qu'Antoine ne se sent plus seulement un vieil homme malade, il redevient aussi un musicien fort de son expérience de vie. Une énergie nouvelle est désormais disponible pour lui.

En surmontant son embarras personnel, l'accompagnante fait preuve d'une plasticité qui lui permet d'être émotionnellement tout à fait présente auprès du patient : celui-ci est bien au centre de ses préoccupations, ainsi que le requiert la philosophie des soins énoncée par les hôpitaux.

En accueillant le «pom-pom-pom» – qui peut apparaître à première vue comme une distraction pour le patient, sans autre portée – Brigitte entre dans un accompagnement spirituel ; en effet, en permettant à celui-ci de faire revivre son identité de musicien, elle redonne sens à son histoire de vie, à sa place dans le monde et à ce qu'il vit actuellement.

Le récit d'accompagnement d'Antoine met en lumière la valeur du temps disponible pour le patient. La question demeure posée de savoir si la jouissance de ce capital temps est un privilège réservé au bénévolat.

3. L'écoute

Les paragraphes qui précèdent nous ont révélé, à travers la réflexion sur les 4P et le capital temps, la valeur de l'écoute et de l'attention gratuite portée au patient. Il vaut la peine maintenant de réfléchir à la notion d'écoute, sur ce qu'elle est et ce qu'elle n'est pas. Pour ce faire, je m'inspire d'un document trouvé sur l'internet, d'un auteur qui m'est resté inconnu, mais qui cite sa source : elle est tirée d'une «Lettre des Amis», signée André Gromolard (1994) :

> «**Ecouter** c'est commencer par se taire... Avez-vous remarqué combien les "dialogues" sont remplis d'expressions de ce genre : "c'est comme moi quand..." ou bien "ça me rappelle ce qui m'est arrivé..."? Bien souvent, ce que l'autre dit n'est qu'une occasion de parler de soi.
>
> **Ecouter** c'est commencer par arrêter son petit cinéma intérieur, son monologue portatif, pour se laisser habiter par l'autre. C'est accepter que l'autre entre en nous-même comme il entrerait dans notre maison et s'y installerait un instant, s'asseyant dans notre fauteuil et prenant ses aises. Ecouter, c'est vraiment laisser tomber ce qui nous occupe pour donner tout son temps à l'autre. C'est comme une promenade avec un ami : marcher à son pas, proche mais sans gêner, se laisser conduire par lui, s'arrêter avec lui, repartir, pour rien, pour lui.
>
> **Ecouter** c'est ne pas chercher à répondre à l'autre, sachant qu'il a en lui-même les réponses à ses propres questions. C'est refuser de penser à la place de l'autre, de lui donner des conseils (...). Ecouter, c'est accueillir l'autre avec reconnaissance tel qu'il se définit lui-même, sans se substituer à lui pour lui dire ce qu'il doit être. C'est être ouvert positivement à toutes les idées, à tous les sujets, à toutes les expériences, à

toutes les solutions, sans interpréter, sans juger, laissant à l'autre le temps et l'espace pour trouver la voie qui est la sienne.
Ecouter *ce n'est pas vouloir que quelqu'un soit comme ceci ou comme cela, c'est apprendre à découvrir ses qualités qui sont en lui spécifiques. Etre attentif à quelqu'un qui souffre, ce n'est pas donner une solution ou explication à sa souffrance, c'est lui permettre de la dire et de trouver lui-même son propre chemin pour s'en libérer.*
Apprendre à écouter *quelqu'un, c'est l'exercice le plus utile que nous puissions faire pour nous libérer de nos propres détresses... Ecouter, c'est donner à l'autre ce que l'on ne nous a, peut-être, encore jamais donné: de l'attention, du temps, une présence affectueuse. C'est en écoutant les autres que nous arrivons à nous écouter nous-même, notre corps et toutes nos émotions, c'est le chemin pour apprendre à écouter la terre et la vie, c'est devenir poète, c'est-à-dire sentir le cœur et voir l'âme des choses. A celui qui sait écouter est donné de ne plus vivre à la surface: il communie à la vibration intérieure de tout vivant (...).»*

Ce texte nous permet de revoir quelques éléments déjà abordés plus haut et qu'on peut résumer ainsi:
- «écouter, c'est commencer par se taire»: c'est aussi garder *la bonne distance* face au patient, une distance toutefois remplie de présence attentive, de respect et d'empathie. «Vous commencerez par le respect!» enjoint Maurice Bellet;
- «apprendre à écouter quelqu'un, c'est l'exercice le plus utile que nous puissions faire pour nous libérer de nos propres détresses»: nous avons vu la valeur de la *supervision* pour débusquer les zones de cécité de l'intervenant, notamment lorsque l'histoire du patient entre en résonance émotionnelle avec des blessures non cicatrisées de sa propre histoire;
- «écouter, c'est ne pas chercher à répondre à l'autre»: c'est accepter l'*impuissance* face aux grands drames de la destinée humaine (souffrir et vieillir par exemple), dans l'adoption d'une position où finalement, «il n'y a que la compassion qui fasse sens»[26], les bonnes raisons et les arguments de tous ordres ne faisant qu'embrouiller la situation en l'intellectualisant;
- «écouter (...) c'est marcher au pas [de l'autre], proche mais sans gêner (...), pour rien, pour lui». Deux éléments sont ici particulièrement importants: le fait de rester aux côtés du patient, sans vouloir le guider vers une position ou une façon de penser qui nous paraîtrait adéquate; et le fait d'être là «pour rien». Faisant cela, l'écoutant offre non seulement un espace transitionnel au patient pour lui permettre de (re)trouver par lui-même ses marques et ses outils

---

[26] Marie de Hennezel, enseignement oral.

d'adaptation; mais encore il peut contribuer à ce que celui-ci retrouve une image de soi satisfaisante grâce à la *revalorisation narcissique* que représente une présence gratuite à ses côtés. L'accompagnement lui offre par ailleurs un *pouvoir* sur le moment à passer ensemble, faisant ainsi contrepoids aux exigences d'obéissance découlant des impératifs de la médecine aiguë.

Ces réflexions sur l'écoute peuvent encore être enrichies. L'approche développée par Carl Rogers semble judicieuse à cet égard. Dafflon et Wanderer (2002) en présentent l'élément central qui suit.

3.1 L'écoute centrée sur la personne

Celle-ci fait partie intégrante des outils de la relation d'aide mis au point par Carl Rogers. Elle apparaît comme particulièrement pertinente lorsque l'hôpital affiche sa volonté de placer l'humain au centre de ses préoccupations. Cette relation présuppose que l'intervenant mobilise principalement trois habiletés parmi ses compétences relationnelles :

– *la congruence*, c'est-à-dire l'authenticité dans la relation, la capacité à fonctionner d'«une manière qui puisse être perçue par l'autre comme vraie, engagée, sûre, digne de confiance et conséquente» (Dafflon et Wanderer, op. cit.). Cette notion de congruence, empruntée aux sciences mathématique et biologique, implique que les attitudes de l'écoutant sont en harmonie avec ses comportements. Le terme d'*attitude*, en effet, décrit la prédisposition d'une personne à réagir d'une certaine façon dans une situation donnée. Elle révèle ses croyances profondes et débouche sur des *comportements* observables. Etre congruant signifie qu'il n'existe pas de conflit majeur ou inconscient entre ces deux éléments à l'intérieur d'une relation. Ainsi, par exemple, la vraie compassion n'est-elle pas le résultat d'un effort de bienveillance, mais bien celui d'une disposition intérieure de non-jugement et d'ouverture à autrui. La congruence de l'accompagnant a pour effet de permettre au patient de se sentir en sécurité dans la relation et de découvrir qu'il peut vivre une émotion et l'exprimer sans être mis en péril ;

– *la considération positive inconditionnelle*: accueillant sans jugement ce qu'exprime, vit et éprouve son patient, l'intervenant répond au besoin profond de celui-ci de pouvoir se dire dans tous les aspects de sa personnalité. C'est une attitude qui favorise l'adaptation à l'hospitalisation, car elle permet la décharge d'émotions telles que la colère et la tristesse, qui souvent sont difficiles à gérer pour le soignant pressé dans son temps par l'organisation des soins, ou peut-être aussi par sa propre façon d'accueillir ce type d'émotions ;

– *l'empathie*: celle-ci peut être définie comme l'attitude qui permet de «concevoir et comprendre aussi complètement que possible le cadre de références internes du client, avec les composantes émotionnelles et les significations qui s'y rattachent» (Dafflon et Wanderer, op. cit.). A travers les techniques de l'écoute active, l'empathie montre au patient le désir sincère de l'accompagnant de le comprendre et de le rejoindre là où il est, sans pour autant s'y fondre.

Les trois habiletés personnelles mentionnées ci-dessus signent une qualité relationnelle dont Rogers dit qu'elle forme le cœur de la relation d'aide. Elles sont certes techniques – donc pouvant être enseignées – elles sont aussi et surtout une manifestation de l'état d'esprit de l'intervenant, comme nous venons de le voir. A ce sujet, Dafflon et Wanderer précisent encore la définition suivante:

> *l'attitude est « la disposition psychologique qui se dégage inconsciemment d'une personne et qui révèle ses émotions, ses intentions et ses pensées réelles. C'est un état intérieur de l'aidant qu'il communique à son insu, dans toutes ses relations, par son langage non verbal : l'intonation, le débit, le volume de sa voix, ses mimiques, ses gestes et surtout les ondes énergétiques émises par son corps physique et par son corps éthérique. » (Portelance, 1992).*

On peut rappeler ici que des chercheurs ont démontré que la communication non verbale joue un rôle de premier plan dans l'interaction entre deux personnes, pouvant fournir jusqu'à 65% des informations reçues. 7% de celles-ci seulement proviendraient du message verbal. L'intervenant peut être formé à repérer le non-verbal dans un entretien; il doit se souvenir aussi que, de son côté, il fournit le même type d'informations à son patient.

La citation sur l'attitude met particulièrement en lumière une remarque parmi celles que nous venons de parcourir: «écouter, c'est l'exercice le plus utile que nous puissions faire pour nous libérer de nos propres détresses». Il faut toutefois être attentif à un signal de danger qui clignote fortement à ce sujet: la pratique de l'écoute et de l'accompagnement n'est pas en elle-même un instrument de guérison. C'est le *travail sur soi* qu'elle implique qui est guérissant car, en favorisant la réflexion sur soi-même, il ouvre la porte à l'éclosion de la congruence, de la compassion et du sens à la vie.

Sans travail sur soi, l'accompagnement risque fort d'être une fuite devant sa propre souffrance, voire parfois une revanche, avec des blessures intérieures non soignées et dont les manifestations ne sont pas conscientes. Elles risquent ainsi d'être nuisibles à une saine relation avec le patient. Parfois aussi, c'est le besoin impérieux de recevoir soi-même de l'attention de la part des autres qui motive un intervenant à s'occuper des autres. Dans les représentations populaires, l'image négative de la dame patronnesse pourrait donner une idée assez parlante de ce risque-là. Nous avons déjà abordé ce sujet plus haut, parlant de la nécessaire *supervision* de l'activité.

4. L'entretien non directif

Nous l'avons vu à plusieurs reprises : l'entretien non directif est un outil précieux à disposition de l'accompagnant. C'est aussi l'approche rogérienne qui se caractérise par la non-directivité, n'exerçant aucune pression sur le patient pour l'amener à telle ou telle orientation dans son discours. L'intervenant devient, comme nous l'avons vu plus haut, un *facilitateur* de son expression. C'est apparemment dans ce sens également que Haight, Coleman et Lord (op. cit.) ont développé leur notion d'*écoutant thérapeutique*.

En milieu hospitalier, les nécessités de la médecine aiguë imposent l'entretien directif avec le patient, où les questions sont précises et cadrent les réponses attendues. Elles ont pour objectif de résoudre un ou plusieurs problèmes, notamment celui du diagnostic et du traitement. L'accompagnement se démarque de cette pratique puisqu'il vise avant tout à permettre au patient de révéler son état émotionnel pour obtenir une sédation du stress lié à l'hospitalisation et au « syndrome de la blouse blanche ».

Les objectifs de ces deux modes d'entretien diffèrent donc, par la force des choses :

- *le style directif* signe une position dans laquelle « quelqu'un qui sait » dirige « quelqu'un qui ne sait pas ». Il a l'initiative, pose les termes de l'échange, évalue ce que dit son interlocuteur, est en charge de la *solution du problème*. C'est le plus souvent un style nécessaire dans la pratique des soins. En dehors de ce contexte, certains chercheurs n'hésitent pas à qualifier ce style comme s'inscrivant « dans les valeurs du conformisme social et du droit du plus capable à diriger le moins capable » (Blanchet, 1985);
- *le style non directif* a pour objectif de permettre au patient d'exprimer librement la réalité telle qu'il la voit, ses valeurs, ses représentations et les relations qu'il noue entre elles et le monde hospitalier. L'accompagnant n'est là que pour relancer ce discours spontané au moyen de techniques d'*écoute active*, telles que la reformulation. Ces techniques sont nombreuses; leur mise en pratique justifie à elle seule un ouvrage entier[27].

Ces techniques sont accompagnées d'une bonne aptitude à se taire et d'un comportement non verbal qui témoigne de l'accueil du discours du patient, tels que le regard attentif, l'absence de signes d'impatience, l'ouverture dans la position du corps ou encore les signes de tête approbatifs.

Ainsi donc, si l'on vise l'adaptation du patient à son hospitalisation, il devient évident que la non-directivité dans l'entretien offre une complémentarité de valeur à l'entretien directif à visée biomédicale. Elle présente le risque, toutefois, d'être « chronophage » et implique une bonne répartition des

---

[27] Pour cela, le lecteur pourra consulter avec profit l'ouvrage que Jean-Luc Hétu a consacré à la relation d'aide (2000).

tâches au sein de l'équipe soignante, notamment par rapport au capital temps disponible.

Pour clore ce chapitre, voici un récit d'accompagnement qui paraît résumer assez bien les éléments que nous avons étudiés jusqu'à maintenant, tant à propos de l'accompagnant que des techniques d'intervention. C'est une assistante sociale qui le présente :

« Il est venu d'Afrique, comme beaucoup de ces jeunes attirés par l'Occident, dans lequel ils voient la vraie vie, la vraie chance de se réaliser et de vivre enfin.

Sagement il me raconte sa persécution, sa fuite d'un camp qu'il ne nomme pas mais dont un homme le fait s'évader miraculeusement. Puis c'est l'arrivée en Italie, enfin la Suisse où il demande l'asile, plein de ses illusions majeures. Il s'applique, n'omet aucun détail utile. Sans doute, dans son esprit, suis-je un de ces personnages-clés grâce auxquels il aura accès aux machines, dans la rue, qui distribuent des billets de banque à ceux qui en ont besoin. Heureusement, il ne m'appartiendra pas de juger son cas.

Ses pansements contrastent avec sa peau foncée, qui porte par ailleurs des cicatrices d'une maladie dont il a oublié le nom mais qui l'a déjà conduit une première fois à l'hôpital.

– Tout ce que je veux, c'est du travail !

Il se tait. Dans ma tête, son parcours prévisible se déroule déjà : son histoire de persécution ne tient pas la route, il fera partie de ces prochains expulsés qu'on embarquera menottes aux poignets, s'ils font mine de se révolter. Et ce sera le retour dans le pays qu'il a voulu fuir. Echec.

A moins qu'il ne passe dans la clandestinité, pour s'en aller rejoindre ces petits dealers de la rue qui crachent leurs boulettes de cocaïne sur un trottoir de la ville, sous le poids d'un flic qui connaît la musique. La honte de l'arrestation en pleine rue, des menottes, de la mise à nu dans une cellule dépositaire de toutes les solitudes de celui qui a échoué. Chute des illusions, chute des espérances, il ne lui restera plus rien qu'une chemise et un pantalon usagés donnés par l'assistance publique. Retour au point zéro. Le plus ignoble, dans l'histoire, c'est le passeur qui trafique, lui, la réalité.

– Vous êtes marié ?

Ma question trahit ma difficulté à rester dans le silence, mon impuissance, mais aussi mon désir de sortir de son histoire à laquelle personne ne croira. Il est presque roulé en boule dans son lit. J'ai dit ça pour dire quelque chose.

– Oui, et puis tu sais, il y a ma mère.

Il me tutoie, à l'africaine. Et je m'imagine une femme en boubou, peut-être une matrone toute fière de son fils, parti en Europe pour se battre comme un lion. Je le tutoie aussi :

– *Tu es tout jeune.*
Oui, il a vingt-deux ans. Là, je perds les pédales. Mon fils aussi a vingt-deux ans. Et dans quelques mois, lui aussi sera quelqu'un d'une autre couleur dans un pays où il ne connaîtra personne. Car il va partir pour son grand voyage d'initiation qu'il mûrit depuis deux ans.
– *Tu penses souvent à ta mère?*
– *Oui, la nuit, et ça me fait pleurer.*
– *Ça te fait pleurer...*
– *Oui, parce qu'il y a mes enfants aussi.*
Il se tait. Il a les larmes aux yeux, il se crispe. Son souffle est saccadé.
– *Je te vois très triste.*
– *Oui...*
Il pleure. Non, il n'est pas fort comme un lion. Les cicatrices sur son visage, qui attestent qu'il a été reçu dans le monde des hommes, en Afrique, ne font que dévier les larmes. Il est, pelotonné dans son lit, comme un tout petit enfant qui est seul, qui a mal et qui a peur.
– *C'est très dur pour toi, ce qui se passe là.*
Je prends sa main. Je me sens mère par procuration. Et je me dis que quand mon fils sera dans un pays lointain, il y aura peut-être une femme en sari ou en boubou qui lui caressera le front, en cas de malheur. Mère par procuration, elle aussi.
Progressivement il se calme, retrouve dans son lit une posture compatible avec le combattant qu'il veut être.
– *Dieu vous bénisse.*
Il a repris le vernis occidental, le vouvoiement de rigueur. J'enlève ma main. Il est redevenu lion. »

Analyse et commentaires
Ce récit donne l'occasion autant de dépister certains pièges dans l'accompagnement que de relever son objectif prioritaire, qui est ici la sédation de la tension émotionnelle du patient. Ce but apparaît clairement atteint lorsque le patient, après avoir pleuré, se redresse et dit : « Dieu vous bénisse ».
Dans les points positifs, on peut identifier :
– la bonne maîtrise de l'accompagnante dans l'utilisation des outils de *l'écoute active*, dont le reflet (« je te vois très triste ») et le miroir « ça te fait pleurer »). Ceux-ci sont facilitateurs de l'expression des émotions du patient ;
– elle n'entre pas dans une démarche de *résolution de problème*, qui serait par exemple la recherche de travail pour le patient, mais reste bien centrée sur l'état émotionnel de celui-ci ;
– elle ne tente pas de diriger le patient vers l'énoncé de ce qui lui paraît pourtant pertinent : ce qu'il adviendrait en cas de refus de sa demande d'asile ;

- elle a une bonne observation du *comportement non verbal* du patient : les larmes aux yeux, « il se crispe, son souffle est saccadé ». Sa remarque (« je te vois très triste ») autorise le déclenchement des larmes. En ce sens, on peut dire qu'elle a pratiqué un entretien non directif plutôt satisfaisant. Toutefois, on peut relever des points faibles, qui semblent pourtant n'avoir pas nui à l'objectif prioritaire de l'entretien :
- elle supporte mal le *silence* du patient : « j'ai dit ça pour dire quelque chose ». On peut penser toutefois que cela a encouragé la poursuite du discours du patient ;
- malgré la *non-directivité* dont elle fait principalement preuve, elle réagit à son propre besoin de « sortir de l'histoire » du patient. Là aussi la démarche est à double tranchant : elle aurait pu aboutir à une rupture de contact ;
- il faut souligner l'importance du *dialogue intérieur* et de l'*imaginaire* chez l'accompagnante : elle se fait une image de ce qui se produira peut-être dans le futur de ce requérant d'asile. Elle imagine sa mère. Elle le dit d'ailleurs fort bien : « dans ma tête… ». Ce sont des processus qui interfèrent avec la qualité de présence et d'écoute ;
- elle est en état de *non-congruence* entre son désir d'accueil inconditionnel du patient et son attitude intérieure de jugement : « son histoire ne tient pas la route ». Elle semble toutefois bien éviter le piège qui consisterait à perdre de vue le *processus* de l'entretien (l'apaisement de la tension émotionnelle) au profit de son *contenu*, qui serait la vraisemblance ou l'invraisemblance de l'histoire ;
- enfin, elle relève elle-même qu'à un certain moment, elle « perd les pédales » : elle a un fils du même âge que le patient et il s'apprête à partir dans un voyage solitaire au long court. D'une certaine façon *elle perd la distance* par rapport au patient, mais d'un autre côté elle y gagne en *empathie*, puisqu'elle se limite à lui prendre la main et à le laisser pleurer.

Tous ces éléments montrent que l'accompagnement du patient, qu'il soit hospitalisé ou non, peut placer l'intervenant dans une situation peu confortable. Toutefois, il n'est pas imaginable ni souhaitable qu'il se transforme en un robot huilé et ripoliné à l'abri de tout soubresaut. C'est bien en devenant *conscient des impacts émotionnels* qui l'atteignent dans les situations rencontrées que l'accompagnant peut devenir de plus en plus empathique et développer sa compassion, afin de quitter sans risque « une distance dite thérapeutique et prétendue féconde » qui priverait le patient de « nourriture affective » (Jollien, op. cit.).

IV. LES ACCOMPAGNEMENTS SPECIFIQUES

1. Accompagner la personne âgée hospitalisée

> *Heureux ceux qui comprennent que*
> *mes yeux commencent à s'embrumer*
> *et mes idées à s'embrouiller.*
> *Heureux ceux qui, perdant du temps à*
> *bavarder avec moi, gardent le sourire.*
> *Heureux ceux qui m'aident à vivre*
> *l'automne de ma vie...*
>
> *St Vincent de Paul*

1.1 Introduction

C'est une vérité bien connue : plus on vieillit, plus on risque l'hôpital. D'autant plus que les moyens de soigner deviennent si sophistiqués qu'il serait presque insensé d'y renoncer, même si l'âge diminue les forces disponibles pour continuer à vivre et en avoir encore envie.

Etre vieux à l'hôpital, c'est souvent ne plus être vu que comme un patient qui se cramponne à la sonnette, qui met du temps à comprendre, qui ne s'y retrouve plus : «c'est normal à son âge». Comme si tout ce qui s'est passé, en termes d'expériences de vie, de savoirs et de ressources, dans les quatre-vingts ans (ou plus) qui ont précédé l'hospitalisation, était effacé, si cela n'a pas d'utilité diagnostique immédiate.

L'hospitalisation en elle-même, nous l'avons vu plus haut, produit chez tout patient un choc, dont l'amplitude varie selon les forces et les ressour-

ces personnelles, la qualité de l'entourage, la gravité de la maladie et le pronostic. A cela s'ajoutent, pour la personne âgée, un certain nombre de facteurs de risques qui lui sont spécifiques :
- l'ampleur de l'état préalable de stress lié aux innombrables adaptations requises par les pertes dues à l'âge (santé, repères sociaux, liens affectifs, notamment) ;
- l'accroissement du *sentiment d'impuissance* face aux événements et aux pertes de la vie, lequel se décuple à l'hôpital en raison des exigences liées à la médecine aiguë, aux investigations et au traitement médical. Il devient particulièrement redoutable s'il se double d'une chute de l'estime de soi, souvent associée à la dégradation de l'image corporelle et des performances personnelles ;
- enfin, en corollaire avec le sentiment d'impuissance, une obéissance inconsciente aux préjugés sociaux qui lient le vieillissement à la dégradation, aux douleurs et à la mort, sans autre regard compensatoire. C'est la force des *réalisations automatiques de la prédiction* : l'homme tend à se conformer à l'image que se font de lui une ou plusieurs personnes significatives (Rosenthal et Jacobson, 1971).

La menace de décompensation de la personne âgée est donc bien réelle et sans doute plus élevée que parmi le reste de la population hospitalisée, car elle est menacée d'effondrement sur tous les plans de l'adaptation. Si l'on ne peut éviter les détériorations liées à la conjonction de l'âge avancé et de la maladie, on peut au moins proposer un accompagnement spécifique qui permette à ce type de patient de ne pas s'effondrer avant terme, c'est-à-dire d'«arriver vivant à la mort», dit Marie de Hennezel (enseignement oral). Cette vision est généralement claire pour les soignants dans les établissements gériatriques. Ailleurs, par contre, le patient âgé représente souvent, eu égard aux facteurs de risques situationnels tels que le «syndrome d'inadaptation à un changement de milieu», une charge supplémentaire que beaucoup de soignants préféreraient éviter en raison, notamment, de la vigilance accrue et de la patience qu'ils requièrent.

On peut cependant imaginer que si le soignant parvient à acquérir sur son patient âgé un regard qui soit libre des préjugés habituels sur le vieillissement, il parviendra peut-être à trouver la charge moins lourde. C'est la raison de l'éclairage psychosociologique proposé plus bas, qui présente l'être humain comme appelé à se développer jusqu'à ce qu'il rende son dernier soupir, au terme de ses jours. La personne âgée poursuivrait donc, même à travers les aléas de la maladie et des détériorations, une tâche que Paul Ricœur définit comme un devoir existentiel et qui est la *recherche de son identité profonde*.

1.2 Vieillir : un fait biologique et culturel

C'est la loi : tout ce qui est vivant est appelé à croître puis à décroître, peut-être à disparaître, sinon à se transformer. C'est la loi de Laplace : «Rien ne se crée, rien ne se perd, tout se transforme». L'homme ne fait pas exception. Sa période de jeunesse est encensée par la société: elle n'est pas loin de représenter le seul modèle acceptable de vie humaine. Et dès que se manifestent les premiers signes de l'âge qui avance, l'armada anti-rides, anti-cheveux blancs et anti-vieillissement se met en place. Mais lorsque la lutte succombe à la réalité, car elle succombe toujours, alors c'est le rejet: hors de ma vue, la vie, tout cela n'est que dégénérescence, voire déchéance. D'autant plus que pertes et douleurs sont bien là, qui viennent amplifier le sentiment de perdre le contrôle de sa vie.

Pour sa part, à force d'occulter le sujet, de ne pas vouloir considérer le vieillissement comme une phase normale de la vie, la société se coupe d'une forme d'intimité avec ce qui est inéluctable: la mort. Elle se coupe aussi de ceux qui le lui rappellent, «les vieux», parce qu'ils sont vulnérables et en instance de départ pour ce qui peut être vu comme la fin de toutes choses. Maisondieu (1989) parle à ce sujet de *thanatose*: une angoisse de la société dans son ensemble qui peut mener la personne âgée à une impasse, où la pensée de la mort est aussi insupportable que la perspective de poursuivre la vie.

On risque bien, alors, de ne pas voir que «la vieillesse peut être bien d'autres choses que la lente dégénérescence de son corps» (Hétu, 1997). Encore faut-il pour cela ne pas adhérer aux représentations habituelles sur cette période de la vie, qui affirment que «les vieux» sont des êtres rebelles à tout changement, timorés et tournés vers le passé (Rosenmayr et al., 1996).

Les préjugés sur les personnes âgées sont véhiculés essentiellement à travers le filtre du *modèle médical* sur le vieillissement, tel qu'il est souvent présenté par la gérontologie, tout au moins lorsqu'elle se concentre exclusivement sur la nature des changements biologiques caractérisant le vieillissement[28].

1.3 L'éclairage psychosociologique sur le vieillissement

La *perspective psychosociologique* offre une forme de contrepoison à cette position, un complément incontournable pour obtenir une vision équilibrée du phénomène de vieillissement. Elle propose en effet, pour accompagner les altérations observées, la notion de *processus marqués par des changements de valeurs* (Rosenmayr et al., op. cit.).

On peut résumer ces processus de la manière suivante: en matière d'avancée en âge, il arrive un moment où la vie de l'individu bascule, à la fois dans sa pensée et dans son corps: c'est le *mitan de la vie*. Certains nomment cette époque la *crise de la quarantaine*. L'être humain ne peut plus ni faire ni penser «comme avant», car la réalité chronologique le confronte au fait qu'il a abordé la deuxième partie de son existence, celle qui aboutit à la

---

[28] Mishara et Riedel (op. cit.) décrivent en détails les différentes théories qui leur sont liées.

suite de son destin : le vieillissement et la mort. Gould (1981) affirme même à ce sujet que l'idée que l'homme se fait de sa mort devient, dès la cinquantaine, le principe organisateur de son temps.

Jung compare la vie à la course du soleil dans le ciel : le soleil se lève à l'aube, émergeant de la nuit ; il atteint son point le plus haut à midi et redescend ensuite, se couchant pour retourner dans les profondeurs de la nuit. C'est une vision inquiétante pour certains, apaisante pour d'autres. On pourrait ajouter ici, pour nourrir la réflexion, cette phrase délicieuse du poète américain Henry Longfellow qui écrit : «Et alors que le crépuscule décline, le ciel s'emplit d'étoiles invisibles le jour».

La pensée de Renée Houde (1999) permet l'ouverture à une vision plus vaste encore : «au mitan de la vie adulte surgit une poussée de croissance porteuse de changements psychosociaux». Soulignant la notion de *poussée de croissance*, plutôt que de crise, cet auteur ajoute que les enjeux qu'elle suscite deviennent «pour les uns un catalyseur de croissance et de maturation, alors [qu'ils] amènent les autres à régresser ou à stagner». C'est aussi le point de vue d'Erik Erikson (1974).

Le vieillissement peut donc apparaître comme une situation existentielle où l'homme vivrait «un conflit interne entre son aspiration naturelle à la croissance et le déclin biologique et social consécutif à son avancement en âge» (Laforest, 1989). Ce peut être une forme de déchirement entre le bouillonnement de son esprit et les forces physiques qui ne le soutiennent plus. Le récit d'accompagnement de Maguy que nous avons présenté plus haut[29] donne un exemple de cette fièvre intérieure : «ma carcasse ne me suit plus, vivement que je la pose !».

Cette confrontation à de nouveaux enjeux – s'il ne la fuit pas – conduit l'homme à un *mouvement d'intériorité croissante* où il réfléchit davantage sur lui-même et sur ses valeurs, sur le sens qu'il entend donner à sa vie. En même temps, la *recherche d'authenticité* devient une tâche centrale pour lui, et ceci ne va pas sans conflit, d'une part avec les diktats de la société (n'a de valeur que celui qui est jeune, beau, ambitieux et performant) et d'autre part avec lui-même, car il lui faut bien accepter progressivement ses limites et ses imperfections, la désillusion quant à ses rêves de vie inachevés ou jamais reconnus. L'indispensable travail de maturation passe bel et bien par là[30].

Par ailleurs, la vieillesse est le temps des pertes qui s'accélèrent : travail, santé, réseau social, statut, conjoint. Les forces aussi se mettent à décroître, et la société se fait *ipso facto* rudoyante : place aux jeunes pour la carrière, pour la beauté, pour le pouvoir et pour la vie.

Judith Viorst (op. cit.) écrit que «la perte est le prix de la vie. C'est aussi la source de presque tous nos progrès et nos gains». Là résident, écrit-elle

---

[29] Dans les «4P : Prendre son temps».
[30] Ces thèmes de l'intériorité croissante et de la recherche d'authenticité sont développés plus avant respectivement par Neugarten (1966) et Colarusso et Nemiroff (1981).

encore, «les glorieuses angoisses de l'autonomie». Toutefois, le dépouillement progressif de tout ce qui fait la force, l'identité et le statut dans la société, fait frémir.

Phase majeure dans l'existence humaine, le vieillissement est une période où se juxtaposent le risque et la chance : *risque* de ne pas pouvoir lâcher prise du mirage de la jeunesse, de ne ressentir que les pertes et les dépendances qui s'ensuivent. Et de pleurer ce qui échappe à l'homme sans jamais s'en remettre, car le terme approche.

Mais *chance* aussi de s'atteler à un nouvel apprentissage qui échappe aux jeunes générations (appelées à d'autres tâches), loin de tous les artifices que la société a proposés ou exigés jusqu'alors, loin de la contrainte de la rentabilité. Car chaque âge est porteur de défis et de tâches à accomplir[31]. Les philosophes grecs affirmaient déjà, avant nous, que toute vie est progression : la sérénité et l'ouverture d'esprit dont témoigne Louise, à près de quatre-vingt-dix ans, en est sans doute la confirmation la plus impressionnante :

« – Je suis bouddhiste. Enfin non, pas vraiment, mais j'ai beaucoup de choses à apprendre du bouddhisme. Ça a commencé le jour où j'ai fait une rencontre inattendue. C'était juste avant mon quatre-vingt-deuxième anniversaire : quelqu'un m'a fait découvrir cette partie de moi qui bouillonne de joie, d'énergie pour aimer, pour contempler, pour remercier de me lever le matin.

En quelques mots, Louise raconte son histoire : il y a quelques années encore, elle se réveillait le matin l'angoisse au ventre et le cafard au cœur, car ses journées étaient fracturées, dépourvues de sens depuis la mort de Clovis, son époux. Des moments de vie sans énergie, hantés par l'absence de l'homme qu'elle aimait.

– Ce n'est pas que les enfants ne se préoccupent pas de moi, non, mais ils ont leur vie à construire, leur propre famille, leurs amis. Et puis, nous ne comptons pas le temps de la même manière : pour eux les journées sont trop courtes et l'échéance finale, les années qui restent à vivre, ils n'y songent pas. Mais moi, je vis avec ce compte à rebours installé dans ma tête et tellement de temps libre pour y penser que j'en attrape le vertige : notre séparation approche.

Elle devient pensive, se tait un instant et reprend :

– Il y a aussi le fait que je ne veux pas être une charge pour mes enfants. C'est comme un devoir de vieillesse : vivre ce que je dois vivre sans être un poids pour les autres, sans prendre le risque de les faire souffrir.

Un jour, donc, elle a fait une rencontre, revenant de la boîte à lettres en bas de chez elle : une voisine qu'elle croisait dans l'immeuble depuis de longues années, sans trop la remarquer. Toujours aimable, toujours

---

[31] Renée Houde (1999) décrit en détail ces différentes exigences liées à la maturation de l'être humain et les recherches qui sont menées par les psychosociologues à ce sujet.

souriante. Ce matin-là, cette femme était à quatre pattes devant la porte de l'immeuble. Elle ramassait des mirabelles tombées de son bidon à lait. La première réaction de Louise avait été la critique :
– Elle aurait pu faire attention, maintenant on risque de glisser avec tous ces fruits par terre.
Puis une deuxième critique : ça aurait été plus malin d'aller chercher un balai, et hop ! on envoie tout dans le caniveau. Etait venu un troisième mouvement : la femme avait un air si paisible que Louise s'était assise sur le muret, oubliant ses critiques et ses douleurs, pour aider à ramasser autour d'elle ce qui était à sa portée. Ainsi était née une amitié :
– Je me sentais bête avec ma poignée de mirabelles, mais la femme m'a dit : "Ce qui est important, c'est ce que vous avez réussi à faire. Ça, c'est du réel". Nous nous sommes aidées à nous relever et nous sommes allées prendre le thé ensemble. Avec le bidon de mirabelles. La femme s'appelait Hannah. Elle était d'une incroyable sérénité, à côté d'elle je me sentais fripée, presque guindée aussi. Elle pratiquait la méditation. J'ai tout de suite eu peur du gourou, de la secte. Mais en fait, elle ne cherchait jamais à me convaincre de quoi que ce soit. Elle rayonnait simplement d'un quelque chose qui me faisait du bien. Les mirabelles, par exemple : elle avait souligné ce que j'avais été capable de réussir, pas ce qui me manquait pour mieux faire. Quand on devient vieux, vous savez, une attitude comme ça c'est de l'or en barre !
L'amitié était née de ce simple regard d'une femme encore jeune ("Pensez donc, elle n'avait que soixante ans !") sur une femme qui se sentait vieille et seule. Toutes deux s'enrichissaient au contact des générations, tout autant qu'au contact des traditions spirituelles. Car l'une était bouddhiste et l'autre chrétienne.
– Reste dans ta religion, lui disait Hannah. C'est là que tu es née, c'est là que tu as ton chemin à trouver. Prends de ma tradition ce qui est bon pour toi, ce qui peut enrichir ton cœur et ton esprit. Tu verras qu'il n'y a à abandonner, dans le christianisme, que les certitudes absolues.
Très vite sont venues des collisions. Ainsi, parlant de l'"être intérieur", que Hannah expliquait à sa façon :
– Au centre de toi réside ta véritable nature : belle, lumineuse, emplie de compassion et de sagesse. Elle est comme le ciel au-delà des nuages : sans le moindre obstacle à ta contemplation de l'infini. Tout autour de ce centre, tu as construit ton identité sociale, faite pour répondre aux exigences de ton environnement. Pour la plupart d'entre nous, elle est entachée de peur, de tristesse et de colère car nous avons dû obéir, nous adapter bon gré mal gré. Cela ne se fait pas sans réprimer certains de nos élans, de nos désirs. C'est ainsi que se forme en nous une couche d'émotions qui nous font souffrir et nous empêchent d'aimer vraiment. Lorsque tu pries, plutôt que de t'immerger là-dedans en affirmant que ta nature est fondamentalement mauvaise, essaie plutôt d'entrer en

contact avec cette partie de toi qui est pure, très bonne et très aimante. Demande-lui de te guider, elle te donnera des ailes pour être cela dans ton quotidien.

Louise revoyait les célébrations de son Eglise où, à l'injonction de l'officiant, toutes les têtes se baissaient dans un mouvement de repentance : *"Reconnaissons que nous sommes pêcheurs".*

– *Et moi, je ne me sentais pas comme cela, je faisais de mon mieux dans la vie, je savais que j'avais des progrès à faire, mais je ne supportais plus de me déclarer mauvaise a priori. C'était sans doute là mon péché principal. Alors, j'ai arrêté d'aller à la messe. Mais ce n'est pas pour autant que je n'avais plus besoin de Dieu dans ma vie de tous les jours. Ainsi, côte à côte, la priante et la méditante se sont-elles installées de plus en plus fréquemment.*

Le regard de Louise s'emplit de tendresse et de paix. Dans cette chambre d'hôpital où la souffrance est si prégnante, l'être intérieur d'une malade parmi les autres se dévoile, s'installe et crée autour du lit un espace où, sans bien savoir pourquoi, on s'arrête parce qu'il y fait bon.

– *J'ai appris à chercher chez les autres aussi cet être intérieur, à changer mon regard sur ma voisine, par exemple, à accepter de penser autrement.*

Elle tourne son regard vers Julia, petite vieille acariâtre que tant de gens – moi comprise – évitent aussi souvent que possible.

– *Si je ne regarde chez Julia que son comportement visible, si je n'entends que sa parole actuelle, alors je fais la même chose. Mais si je comprends que tout cela n'est que le résultat d'un conditionnement et qu'au centre d'elle-même, quelque chose de pur et de lumineux lutte pour se révéler quand même, alors je peux essayer une autre forme de relation. Ce faisant, je me sens partie prenante de l'image de Dieu qui est en nous et qui a besoin de moi pour aider l'homme à sortir de sa souffrance.*

De cette forme de communion avec Dieu, Louise fait son pain quotidien.

– *C'est mon hostie à moi, sauf que je n'ai pas besoin d'affirmer d'abord que je ne suis pas digne de la recevoir, comme l'affirme le rituel. C'est un pacte entre le Ciel et moi, je sais à qui j'appartiens et à quoi je sers dans la vie.*

Louise rit doucement. En juillet, elle fêtera son quatre-vingt-sixième anniversaire. Comme presque tous ceux qui arrivent à cet âge, elle a perdu quasiment tous ses amis, sa santé se dégrade, elle est veuve, ses enfants font leur vie, la société ne lui reconnaît plus de place : les vieux, ça ne sert à rien, paraît-il.

– *A mon âge, j'arrive à accepter tout cela, malgré les coups de cafard parfois, parce que ma vie spirituelle prend de plus en plus de place en moi. Elle me fait appartenir au monde par la méditation. Ou bien par la prière, c'est un peu la même chose.*

En écoutant Louise, il me revient en mémoire ce qu'écrivait une autre vieille dame, au soir de sa vie, disant sa conviction que l'univers a un ordre et un sens : "je savais que j'avais une place dans cet ordre et je me suis sentie incluse. Mais non assurée de protection et de sécurité. La souffrance était aussi possible que les bienfaits "[32]. Car Louise, lorsqu'elle a rencontré Hannah, filait du mauvais coton. Les deuils, la maladie et la solitude l'avaient accablée, elle disait comme tant d'autres :
– Je ne sers plus à rien, ça ne vaut plus la peine que je vive.
Et puis, quelque chose a soudainement éclos en elle, une forme de révolte contre la souffrance : il ne fallait pas que celle-ci ait le dernier mot. Faute d'être acceptable, qu'elle serve au moins à quelque chose. Ce quelque chose, pour Louise, ça a été l'apprentissage de la compassion. La vraie, pas la mimique un peu guindée et charitable que donne la bonne conscience, mais celle qui consiste à se dire :
– Je ne laisserai pas la souffrance détruire l'autre. Ni moi non plus, d'ailleurs.
Ça a été l'apparition en elle d'une forme de joie imprenable : Dieu qui lui disait, raconte-t-elle :
– Ecoute ! J'ai besoin de toi.
Elle éclate de rire :
– A mon âge, le Ciel en personne avait besoin de moi, avec le peu de forces qui me restait. C'était une illumination !
Elle se tait brièvement puis reprend :
– Ça me fait du bien de parler de tout cela. Depuis que je suis à l'hôpital, j'ai un peu oublié que je ne suis pas seulement une malade fiévreuse, âgée et boutonneuse. Je vais me remettre au travail, maintenant. Avec les forces que j'ai. »

Analyse et commentaires
Au centre de ce récit se trouve l'évocation par la patiente de sa découverte d'une nouvelle spiritualité. Celle-ci a amené une progression dans son développement personnel ; elle a accepté d'apprendre et de s'enrichir de nouvelles façons de penser. Elle a pu ainsi quitter un état émotionnel dominé par la perte et la solitude. On peut dire que cela a agi comme un facteur mobilisant ses forces personnelles pour faire face à une situation nouvelle : c'est ainsi que se définit le *coping*, quel que soit l'âge de la personne qui le vit ;
– la confrontation de valeurs véhiculées par le bouddhisme (ici le regard positif et bienveillant sur « la véritable nature » de l'être humain, vue comme « belle, lumineuse et remplie de compassion et de sagesse ») avec la conception du christianisme, où celle-ci est décrite comme fondamentalement pécheresse, implique un *accompagnement spirituel* res-

---

[32] Florida Scott-Maxwell (1994).

pectueux des croyances de la patiente, quelles que soient celles de l'intervenant, car celui-ci peut à son tour être bousculé par cette situation et en être déstabilisé. Nous y reviendrons plus loin;
– cette situation révèle, par ailleurs, le phénomène de *dissonance cognitive* que nous développerons également plus loin, qui est l'incompatibilité de deux positions intérieures simultanées et contradictoires: Louise évoque en effet l'obligation qui était la sienne de montrer dans son Eglise son adhésion à des positions intérieures qui n'étaient pas les siennes: «je ne supportais plus de me déclarer mauvaise *a priori*», ce qui l'amène à quitter son Eglise;
– le regard que porte l'accompagnant sur les enjeux de cette dernière phase de la vie de Louise est particulièrement important: ce n'est pas la fin de toutes choses mais la naissance d'un nouvel état mû par la recherche d'authenticité et de profondeur: «Au fur et à mesure que ma vue baisse, une clarté neuve est devant mes yeux» écrit Christiane Singer (1992);
– le récit permet aussi de voir la réaction de Louise à sa souffrance personnelle: elle décide qu'elle ne la laissera pas avoir le dernier mot, ni par rapport à elle ni par rapport à autrui. On peut dire que Louise fait preuve de *résilience*, c'est-à-dire de capacité à rebondir face à l'épreuve[33];
– enfin, ce récit souligne la valeur de l'entretien non directif: en laissant à Louise la liberté de s'exprimer sur ce que bon lui semble, il lui permet de se reconnecter spontanément avec ses valeurs personnelles, de retrouver ses *appuis identitaires*: «je ne suis pas seulement une malade fiévreuse, âgée et boutonneuse».

Revenant au point de vue psychosociologique sur le vieillissement, on peut ajouter que celui-ci impose également un certain *désengagement*[34]: d'une part la société fait de moins en moins appel à la personne vieillissante pour jouer un rôle en son sein; d'autre part la personne elle-même est de plus en plus confrontée à ses limites, autant physiologiques qu'existentielles, avec de moins en moins de moyens de satisfaire ses besoins ou de les noyer sous les distractions, le cas échéant. Sans toujours savoir qui initie le mouvement, on peut dire que tant la société que l'individu se mettent à prendre de la distance les uns par rapport aux autres. Et pourtant subsiste en tout être humain le besoin d'*être engagé*, que ce soit dans des activités valorisées et valorisantes ou dans des relations significatives[35]. Sinon, le risque existe que s'installe un état où l'individu n'a plus ni but ni identité: c'est l'*anomie*, potentiellement source d'inadaptation et d'aliénation (Mishara et Riedl, op. cit.).

---

[33] Ce point est développé plus avant dans le chapitre consacré à l'accompagnement de la souffrance.
[34] Cummings et Henry (1961) sont à l'origine de la «théorie du désengagement».
[35] R. Atchley (1977) a développé à ce sujet la «théorie de l'activité».

Enfin, plus le vieillissement se poursuit, plus les souvenirs affluent à la mémoire: c'est le *phénomène de réminiscence*, décrit en 1961 déjà par le psychiatre américain Robert Butler: «ce phénomène est caractérisé par le retour progressif à la conscience d'expériences passées, en particulier la résurgence de conflits non résolus. (...) Il se produit chez tout être humain, bien que celui-ci puisse ne pas en être totalement conscient et se défendre de reconnaître son existence» (Butler, 1995, traduction libre).

Cet afflux révèle le besoin de «relire» sa vie pour mettre en ordre ce qui est à mettre en ordre, pour trouver une forme de pacification par rapport à des blessures enfouies, ou pour se réconcilier, peut-être, avec qui de droit afin, dirait Naomi Feil (1992), de mourir en paix. En effet, la vieillesse est «comme une espèce de minute de vérité où il est révélé à un homme la plénitude, ou bien le vide de son intérieur s'il s'aperçoit tout d'un coup que son moteur de vie était en dehors de lui-même, dans des routines professionnelles ou dans des buts familiaux qui disparaissent au moment de la retraite» (Tournier, 1984). Le *récit de vie* est un des outils grâce auxquels la personne âgée tente de faire le point de sa situation; il se déclenche le plus souvent spontanément. Nous l'aborderons plus en détail ci-dessous.

La vie de la personne âgée prend donc une tournure de plus en plus intérieure et spirituelle, laquelle n'est pas forcément liée à la religion mais en tous cas touche intimement à la quête du sens, de la cohérence et de la paix intérieure. On peut relier cette idée à un texte vieux de près de deux mille ans: «Tandis que notre être extérieur s'en va en ruines, notre homme intérieur se renouvelle de jour en jour». C'est l'apôtre Paul qui écrivait cela dans sa deuxième Epître aux Corinthiens.

Les écrits de Judith Viorst mentionnés plus haut ne le contredisent pas. Ils peuvent ouvrir la porte à un éclairage sur le vieillissement qui résonnerait comme un défi aux positions traditionnelles: et si, en fait, les pertes et le désengagement servaient à préparer la place à la vie intérieure, en tant que tâche développementale majeure de l'avancée en âge?

Evoquant son propre itinéraire de résistance à une destinée d'existence marginale pour cause d'infirmité, Alexandre Jollien (op. cit.) s'écrie: «la construction de l'esprit, telle serait désormais la grande affaire, la terre promise. Restait à trouver le chemin». C'est bien à ce type de croisée que parvient l'être humain, plus ou moins tôt dans son vieillissement. C'est à lui que revient dès lors le choix de la direction. Florida Scott-Maxwell proposait ceci: «Notre seul devoir consiste peut-être à clarifier et à augmenter ce que nous sommes, à affiner notre conscience» (op. cit.).

Les tâches sont donc tout aussi nombreuses dès le mitan de la vie qu'au moment où l'être humain se construit dans sa jeunesse. Ce sont «autant de travaux d'Hercule sur sa route pour devenir adulte» (Houde, 1999). Cet auteur pose par ailleurs la question suivante: «Qui sait si, au terme, on ne découvrira pas que se développer comme adulte, c'est peut-être moins changer que devenir de moins en moins étranger à soi-même, un peu plus familier, un peu moins aliéné (*alienus* en latin signifie étranger)?». Rappelons ici ce que nous avons déjà évoqué plus haut: l'identité profonde est une recherche pour tout être humain. C'est un long processus et non un statut qui s'acquiert plus ou moins tôt dans la vie, une fois pour toutes, comme les certificats de formation professionnelle ou les diplômes universitaires. Rogers disait à ce propos: «c'est en évoluant en tant que personne qu'on laisse tomber les rôles pour n'être plus que soi-même dans toutes les circonstances de la vie» (cité par Duruz, 2002).

Et si la vie a été jusqu'alors pour l'individu obéissance, suradaptation, rébellion ou encore labeur et surmotivation – menant à la réussite aussi bien qu'à l'échec – il lui reste encore du temps pour partir à la découverte de sa liberté intérieure – celle que suggère la petite voix intérieure qui (re)demande constamment:
– Est-ce bien là le sens que tu veux donner à ta vie?

Certes on peut encore fuir l'interrogation, mais la question se reposera régulièrement, car la petite voix est tenace. Et la nature donne à l'être humain ce temps inégalable qu'est la vieillesse pour faire croître son être intérieur, pour réécouter la question, pour accomplir ce qui reste à accomplir, pour prendre ses distances de la «façade présentable» que lui impose la société.

Lorsque les éléments de réflexion proposés ci-dessus sont intégrés dans le bagage du soignant, ce sont les chances de croissance qui se reflètent prioritairement dans la relation qu'il (ou elle) établit avec la personne âgée, sans pour autant que les pertes et les deuils à affronter soient niés. Voici une lettre, murmurée plus qu'écrite, qu'une patiente adressait à son infirmière:

« Tu es venue t'asseoir un moment près de moi. Oui, assise à côté de mon lit pour que nous puissions parler d'égale à égale, pour que mes yeux puissent se fixer sur toi, que je puisse te reconnaître parmi toutes ces blouses blanches qui gravitent autour de moi, moi qui ne vois plus bien clair. Je ne comprends rien à ce qui se passe. Pourquoi m'examine-t-on l'estomac, alors que j'ai mal au pied? Pourquoi toutes ces radios, toutes ces piqûres? Pourquoi tous ces médecins autour de mon lit, qui ne me disent même pas bonjour et qui parlent gravement entre eux? Pourquoi me font-ils tant attendre? Pourquoi toutes ces pilules dont je ne sais rien, si ce n'est que souvent, elles me donnent la nausée? Ou aussi elles m'endorment toute la journée et font mes nuits si difficiles, lorsque tout le monde dort.
Tu t'es arrêtée vers moi, tu m'as caressé la main et tu m'as souri. Du coup je suis moins anxieuse, j'arrive mieux à me détendre lorsque tu viens me piquer le bout du doigt. Et lorsque tu m'apportes mon repas, j'ai moins la tremblote parce que je sais que tu ne t'impatientes pas si je n'arrive pas à couper ma viande toute seule.
Tu es si importante pour moi. Grâce à toi, j'ai moins peur de ce qui m'arrive. J'ai moins honte de mon corps déformé par l'âge. J'ai aussi

moins envie de mourir pour fuir la vieillesse. Et parce que tu es venue me tenir un moment la main, une nuit où tu étais de service, je me dis que j'ai encore une chance, demain, de découvrir quelque chose de beau dans la vie et, qui sait, de mieux la supporter.
Jusqu'au moment où je m'en irai pour de bon. Ce ne sera pas un problème, tu sais, je me prépare à la mort depuis longtemps. Petite Marion, ma douce infirmière toute blondinette, quand je serai là-haut, c'est moi qui veillerai sur toi, comme tu veilles sur moi à présent. Ce sera ma façon de te dire merci.
Te souviens-tu du jour où tu t'es penchée sur mon lit, me prenant pour complice? Un médecin, croyant plaisanter, t'avait en fait brusquée. Tu m'as dit: "Ah les hommes... Vous ne trouvez pas?". Et moi je t'ai répondu: "Vous avez bien raison!". Et nous avons éclaté de rire, toi avec toute ta jeunesse, ta beauté et ton petit nez qui plisse quand tu ris. Moi avec ce vieux corps tout dégradé qui n'attire plus les hommes.
Tu m'as redonné vie, et ta tendresse m'a redonné ma dignité.
Petite Marion. Je t'appelle "petite" parce que nous avons au moins soixante-cinq ans de différence. Mais ta tendresse me les fait oublier. Je ne redeviens pas jeune pour autant, mais je redeviens quelqu'un. A cause de ton regard, aussi, et de ton sourire. Et de ta patience. T'ai-je parlé de ta patience, toi qui supportes sans t'énerver l'histoire que je te raconte pour la troisième fois, pendant que tu laves mon dos un peu bossu?
Le jour où je quitterai ce monde, ce sera peut-être ton visage que je verrai en dernier. Tu as le visage d'un ange, sais-tu? Depuis que je te connais, Marion, je crois que les anges existent. Au ciel, sûrement, mais sur la terre, aussi.
Le sommeil me gagne. Tu as arrangé mes oreillers, tu m'as coiffée en disant: "Voilà, vous êtes toute belle!". Et tu m'as souri.»

Analyse et commentaires
La patience de Marion permet à la patiente de surmonter l'insécurité que provoquerait une attente de rapidité dans la compréhension ou l'exécution des gestes liés à la toilette ou au repas, par exemple. D'autre part, en prenant le temps de s'asseoir à côté du lit, cette soignante favorise l'acquisition de points de repères qui lutteront contre la désorientation, car toutes «les blouses blanches» se ressemblent pour quelqu'un qui est insécure. Nous avons vu en effet que la tension émotionnelle perturbe souvent le *fonctionnement cognitif* de la personne.
Par son attitude aussi, Marion montre à sa patiente l'estime et le respect qu'elle a pour elle, pour ses capacités et sa bonne volonté. La touche d'*humour* qu'elle met dans leur relation («ah, les hommes!») ajoute sa part d'estime en établissant une relation de femme à femme.
D'autre part, la lettre montre aussi l'importance du toucher dans les soins à la personne âgée. Celle-ci, à l'instar du nourrisson, est très

dépendante de son environnement social. Comme nous l'avons déjà vu plus haut, Spitz a démontré que l'absence de contacts physiques nourriciers entraîne chez le bébé un déclin irréversible pouvant le mener à la mort. Eric Berne (op. cit.) décrit les parallèles qui peuvent être tirés avec la situation de personnes en butte à la *privation sensorielle*, tels les prisonniers condamnés à de longues peines d'isolement: ceux-ci peuvent développer des troubles mentaux temporaires, voire une psychose momentanée.

Pour leur part, Mishara et Riedl (op. cit.) soulignent le profond sentiment de solitude qui naît de l'absence de contacts physiques et de chaleur dans les relations des soignants avec la personne âgée. C'est aussi dans ce sens que l'accompagnement se révèle comme une activité de *prévention* de troubles psychiques chez la personne âgée hospitalisée, qui est menacée de *désafférentation sociale*, c'est-à-dire d'une forme d'isolement psycho-affectif dans lequel les stimuli du monde extérieur ne lui parviennent plus.

Enfin, cette lettre montre bien à quel point ce qui se lit dans les yeux du soignant (donc dans son comportement non verbal) influence l'attitude en retour de la personne âgée. En effet, les probabilités pour que celle-ci, à l'instar de l'enfant, devienne ce qu'elle lit et décrypte dans les yeux et le comportement d'autrui sont extrêmement élevées, et ceci peut aller du meilleur au pire.

1.4 Deux outils spécifiques

Rappelons ici un poème, dont l'auteur est resté anonyme, et qui est souvent cité dans les formations en gérontologie. Il est signé d'une vieille dame, un peu grognon sans doute, et qui débute son écrit par:

« *Toi qui me soignes...*
Que vois-tu, toi qui me soignes. Que vois-tu?
Quant tu me regardes, que penses-tu?
Une vieille femme grincheuse, un peu folle,
Le regard perdu, qui n'y est plus tout à fait,
Qui bave quand elle mange et ne répond jamais.
Qui, quand tu dis d'une voix forte "essayez",
Semble ne prêter aucune attention à ce que tu fais
Et ne cesse de perdre ses chaussures et ses bas.
Qui, docile ou non, te laisse faire à ta guise
Le bain et les repas pour occuper la longue journée grise.
C'est ça que tu penses, c'est ça que tu vois?
(...) »

Un antidote à cette forme de relation avec la personne âgée serait donc d'accepter de partir avec elle à la découverte des tâches développementales qui sont les siennes en mobilisant, comme l'écrit Marie de Hennezel (1995), «toutes ces ressources insoupçonnées qui dorment dans les souterrains de l'être, toutes ces richesses que nous n'avons pas exploitées parce que nous en avons privilégié d'autres».

Certaines qualités personnelles et professionnelles semblent particulièrement adéquates dans ce type d'accompagnement: la patience d'accueillir avec respect le récit de vie de la personne âgée, c'est-à-dire ses souvenirs; la capacité à repérer et à recueillir les signes de son être intérieur qui continue de croître, malgré le déclin du corps, mais aussi à les réveiller, à les stimuler; la capacité, enfin, à accompagner le travail de deuil lié au vieillissement, tout en restant strictement dans une position d'accompagnement: il ne s'agit pas de jouer les psychothérapeutes mais bien de «participer avec [le patient] au dévoilement du sens de ce qu'il vit et de ce qu'il cherche» (Le Bouëdec, 2001).

Deux processus naturels dans le vieillissement sont des alliés importants dans cette démarche: la *recherche d'authenticité* liée au mouvement d'intériorité croissante et le *phénomène de réminiscence*, ainsi que nous l'avons vu plus haut. Lorsque l'accompagnant peut poser sur la personne âgée un regard qui entre en résonance avec ces caractéristiques, alors on peut dire qu'il répond véritablement aux besoins affectifs et spirituels de celle-ci: accepter sa vie telle qu'elle a été, dire au revoir à ceux qu'il aime, à ce qu'il était, à ce qu'il aimait, s'interroger «sur la place [qu'elle] occupe dans le cosmos ou dans les plans de Dieu, (…) sur l'après-vie…» (Hétu, 1997). Colarusso et Nemiroff (op. cit.) ont parlé à ce sujet de *résonance développementale* pour «désigner cette habileté à faire écho au vécu de l'adulte en mettant l'accent sur un continuum développemental que tous deux, intervenant et client, partagent» (Houde, 1999).

Il ressort des considérations qui précèdent que deux outils sont spécifiques à l'accompagnement de la personne âgée. Ils utilisent largement les techniques d'écoute et d'entretien non directif que nous avons abordées plus haut, sans s'abstenir toutefois d'une certaine forme de directivité. Ils ont pour caractéristique de placer véritablement le patient au centre du processus, tout en lui fournissant, conformément à la visée des soins infirmiers, des moyens de s'adapter efficacement aux agents stressants liés à l'hospitalisation. Par ailleurs, ils présentent l'avantage non négligeable d'offrir un contrepoids aux effets délétères du sentiment d'impuissance souvent vécu par le patient: ils mobilisent en effet ses ressources personnelles pour son seul bénéfice psycho-affectif et cognitif, lequel ne reste pas sans effet sur son adaptabilité.

1.4.1 L'accueil du récit de vie

La pratique nous montre abondamment la tendance naturelle des personnes âgées à «raconter leur vie», sans que cette démarche ne soit forcément sollicitée. A domicile, elle est parfois mal vécue par l'entourage: «ces souvenirs, on les a déjà entendus cent fois, ils sont plus que connus, papy radote un peu». A l'hôpital, elle n'est pas loin d'être la terreur des soignants, car elle est chronophage et souvent répétitive aussi.

C'est que pour être véritablement bienfaisante, elle doit se dérouler dans ce que Rogers nomme des *conditions relationnelles nourrissantes*: celles-ci sont remplies de la présence d'«un interlocuteur disponible et conscient du processus en cours» (Hétu, 2000), autant sur le plan cognitif qu'affectif. Cet accompagnant comprend en effet que l'évocation de souvenirs recèle la quête existentielle de la personne, son besoin de trouver le sens à donner aux événements passés, à ceux du présent; le sens, encore, face à la réalité de la finitude de l'être humain.

Ecouter un récit de vie, l'accueillir avec respect, c'est redonner du souffle à l'élan vital qui se manifeste – à chaque fois sous un aspect différent – jusqu'au dernier moment de l'existence terrestre. Permettre à l'adulte âgé de raconter ses souvenirs, c'est aussi reconnaître sa dignité. Les psychologues le disent un peu différemment en parlant de *revalorisation narcissique*, ainsi que nous l'avons déjà évoqué plus haut: un processus de reconstruction de l'image de soi mise à mal par les pertes et déficits engendrés par le vieillissement. Ce processus amène «un sentiment de complétude bienvenu au moment où certaines compétences ou aptitudes lâchent, font défaut [à la personne âgée]» (Christen-Gueissaz, 1998).

Boris Cyrulnik évoque, pour sa part, les effets de la loi du silence à laquelle, souvent, la personne âgée est contrainte: «un adulte que l'on fait taire peut gagner sa place avec ses bras, en travaillant. (...) Empêcher le récit d'un âgé, c'est interdire la seule action qui lui reste, c'est l'empêcher de prendre sa place, c'est l'exclure, l'isoler affectivement et socialement, le rendre confus, désorienté dans un monde dépourvu de sens et de sensorialité» (Cyrulnik, 2000).

Certains événements de la vie sont à tel point déstabilisants que l'existence se fragmente et devient une succession de moments isolés, dans lesquels l'homme flotte, sans contrôle, poussé par des courants qui lui échappent. La maladie fait partie de ces événements. L'expérience de vie, les crises surmontées, la force et la sagesse acquises ne sont plus mobilisables, alors que ce sont elles, lorsqu'elles sont sollicitées, qui font qu'il est acteur de sa vie et non fétu de paille, «impuissant et bousculé par les événements qui le meurtrissent, replié sur lui-même et seul au monde avec son immense détresse (...). Exprimer l'indicible, l'injustice, être entendu, compris, permettent de tourner la page indirectement pour aller de l'avant» (Leblond 2003).

Pouvoir raconter sa vie permet dès lors de se reconstruire intérieurement. Comme l'écrit Quinodoz (1995) à propos du processus psychanalytique, de retrouver la vue aérienne de notre voyage sur terre, de le voir comme une *procession* plutôt qu'une juxtaposition d'instantanés répétitifs. On peut sans crainte ajouter et d'avoir une chance d'y puiser des forces pour mieux s'adapter au présent:

« Lorsque j'entre dans la chambre, je vois d'abord deux corps tout ratatinés de petits vieux très vieux, l'un sur le fauteuil – il dort ; l'autre dans le lit – elle a les yeux grand ouverts. On dirait Philémon et Baucis, unis pour l'éternité, côte à côte à l'hôpital comme ils doivent l'être dans leur maison de retraite. Ni l'un ni l'autre n'a le moindre sursaut à mon arrivée.
Philémon a sa bretelle qui tombe sur un pantalon au pli impeccable. Il s'est fait beau pour venir voir sa compagne de toute une vie : il me dira plus tard qu'ils ont fêté, il n'y a pas longtemps, leurs soixante-cinq ans de mariage. Ils se tiennent la main, deux petites choses dans un hôpital qui vit à cent à l'heure, où il faut aller vite pour respecter le timing. On dirait presque que, pour ne pas casser la sculpture, il faudra les transporter ensemble, en un étrange attelage comprenant un lit et un fauteuil à roulettes, reliés par deux mains qui se cramponnent l'une à l'autre et mobilisent les seuls doigts que les rhumatismes ne rendent pas douloureux.
Baucis, après m'avoir observé, demande d'une voix criarde :
– J'ai soif. Il faut que je boive un peu avant d'aller arroser le jardin. Par ces chaleurs...
Philémon se réveille en sursaut, rajuste sa bretelle et corrige :
– Mais non, il n'y a pas de jardin à arroser, voyons, ici on est à l'hôpital.
– Ah bon... Eh bien, on ira en rentrant.
Mes deux petits vieux trinquent maintenant avec leur infusion de verveine. On dirait qu'ils dépendent l'un de l'autre pour respirer. Que l'un s'arrête, l'autre s'arrêtera aussi. Baucis reprend :
– C'est que je n'ai pas arrosé, hier soir !
Philémon, gêné, se tait. Pour Baucis, ce n'est pas le moment de négliger ce jardin qui dispense la vie. Périodiquement les soignants sont en alerte, car elle se lève et quitte l'hôpital à la recherche de son arrosoir. Elle se promène avec un bracelet d'identification pour que les gens de la Sécurité puissent la repérer à coup sûr. Et la ramener dans l'unité malgré ses protestations :
– Mais puisque je vous dis que je n'ai pas arrosé mon jardin !
"Elle est démente, la pauvre, on ne peut pas faire autrement." C'est vrai qu'elle a perdu tout repère dans le réel et qu'elle est dotée d'une volonté et d'une énergie formidables, en plus d'une bonne capacité à envoyer des coups avec sa canne si l'on ne se plie pas à ses décisions. Car on ne s'y plie pas.
– Puisque vous êtes là, me dit Philémon, je vais en profiter pour aller faire quelques courses en ville.
Il se lève. Je prends sa place. Baucis m'observe attentivement, puis m'offre de sa tisane. Nous nous regardons. Le silence s'installe, la tisane refroidit. Puis :

– Je vais profiter que mon mari n'est pas là pour aller au jardin. Il n'aime pas trop que je travaille quand il est à la maison. Vous pouvez m'aider ?
Elle se lève, plutôt vacillante. J'ai un moment de panique, l'envie d'appeler les soignants au secours : il en va de sa sécurité. Mais l'image de son jardin semble bouillonner dans sa tête avec une force telle qu'elle apparaît comme vitale. Il en va aussi de notre relation, de ce moment que je voudrais nourricier et qui est, finalement, le seul objectif de ma visite.
Baucis est partie à la recherche de sa canne. Je la rejoins. Je me sens franchement gauche. Je lance un :
– Racontez-moi : comment est votre jardin ?
Baucis, stupéfaite, s'arrête.
– Mon jardin ? Pfff !
Du coup elle s'assied, se retrouve en face de moi.
– Oh, mon jardin…
Elle rêve. Peut-être. En fait j'ai le sentiment que dans sa tête, il y a un grand remue-ménage de pensées et d'images qui se collisionnent.
– Mon jardin, c'est…
Elle a les larmes aux yeux. Le silence s'installe à nouveau. A intervalles réguliers, Baucis lève la main, comme pour signifier son impuissance. Ses lèvres tremblotent, son nez coule.
– C'est grand-maman Adeline qui s'en occupait quand j'étais petite.
Elle se tait, part à la recherche d'un mouchoir en papier.
– Et puis il y avait mon chat. Grand-maman Adeline me faisait des nids dans le foin, quand elle avait fauché le pré. Et puis moi, je préparais une petite maison pour mon chat. Il s'appelait Gaspar. Il venait ronronner vers moi. J'allais prendre dans le frigo des petits morceaux de fromage et je lui préparais ses quatre-heures. Il aimait bien ça.
L'aide-soignante passe, dépose sur la table de nuit une mandarine que Baucis ne regarde même pas.
– Et puis, grand-maman Adeline m'apportait du sirop, des biscuits. Gaspar n'aimait pas les biscuits. Je lui arrangeais par terre la couverture de mes poupées. Il venait frotter sa tête contre moi. Je pouvais tout lui dire. Nous étions heureux, vous savez. Grand-maman Adeline nous entourait de ses bras, on était au chaud, à l'abri, dans un monde pas difficile à vivre. Gaspar m'a même appris à ronronner.
Elle rit.
– Et je sais aussi dire bonjour en langage chat. Ecoutez !
S'élève alors dans la chambre le miaulement heureux d'un matou en vadrouille. Je n'ai aucun effort à faire pour voir l'image d'un chat tacheté noir et blanc tel qu'il venait à la rencontre d'une Baucis encore petite, sur le chemin de l'école, il y a plus de quatre-vingts ans de cela. Nous nous taisons longuement. La chambre sent bon le foin. Baucis sou-

rit, regarde par la fenêtre le soleil qui se couche. Gaspar est revenu se coucher tout près d'elle. Les martinets, dans le soir qui vient, passent en nous frôlant.
Nous sursautons tous les deux quand le chariot du repas s'arrête devant la porte. J'ai besoin d'un moment pour revenir dans le présent de l'hôpital, cligner suffisamment des yeux pour lutter contre le néon que l'aide-soignante enclenche. Contre l'inconfort, aussi, des odeurs que suscite l'incontinence. Baucis est paisible. Le voyage dans son jardin lui a fait du bien. Elle me sourit.
– Je vais faire un effort pour manger, ce soir. Habituellement je laisse les trois quarts de mon repas.
Elle hume la soupe, repose le couvercle, suçote une feuille de salade, inspecte le dessert. Puis me regarde gravement:
– Merci de vous être arrêté un moment vers moi. »

Analyse et commentaires
Ce récit permet de relever quelques points importants dans la façon d'être de l'accompagnant:
– face à une patiente désorientée dans le temps et dans l'espace, il reste conscient que le premier but de sa visite est d'offrir un *moment nourricier* dans la vie quotidienne de celle-ci. Ce moment nourricier prend ses racines dans la perception de la réalité telle que la patiente la vit au moment présent, et non telle qu'elle devrait la vivre idéalement;
– l'accompagnant respecte le *silence* qui s'installe. On peut penser qu'il le ressent comme une forme de pré-requis pour que puisse émerger et se dire, par la patiente, la réalité la plus importante du moment;
– lorsque la patiente se lève pour aller arroser son jardin, l'accompagnant se sent pris entre *deux loyautés*: celle qui est due au travail des soignants (l'impératif de la sécurité de la patiente) et celle qu'il éprouve face à Baucis: être là totalement pour elle. Il a peu de temps pour réfléchir;
– il perçoit l'importance obsédante du jardin pour la patiente et lance: «racontez-moi votre jardin»;
– ce faisant, il ouvre la porte à l'évocation des souvenirs de la patiente. On peut constater que cela met fin à l'*agitation motrice* de Baucis. Il y a passage du *souvenir obsédant*, provoquant l'inadaptation, au *souvenir verbalisé*, qui devient nourricier, permet l'apaisement et semble améliorer l'adaptabilité de la patiente à sa situation;
– on peut affirmer que l'accompagnant a perçu l'enjeu du récit de vie pour Baucis et qu'il s'est mis en *résonance développementale* avec la patiente;
– on peut aussi observer qu'il se démarque de la façon d'être des soignants face à un patient considéré comme dément, qui est de confronter celui-ci à la réalité du présent. Ce faisant, il adopte une technique de

la *Validation*, qui est la méthode mise au point par Naomi Feil pour entrer en communication avec une personne démente. Elle part du présupposé que le symptôme observé représente en fait «la manifestation intempestive [du] retraitement du passé» (op. cit.). Dans le cas de Baucis, c'est la pensée obsédante de l'arrosage du jardin qui ouvre la porte à cette démarche, pour répondre probablement à un besoin intérieur de sécurité, de réconfort et de lutte contre le sentiment d'impuissance.

«Notre passé peut être à la fois un fardeau et une ressource. Le bagage émotionnel et les cicatrices que nous portons peuvent saper notre énergie et réduire notre sentiment de bien-être» (Wong, 1995, traduction libre). Mais aussi, cet auteur voit les souvenirs comme «un réservoir de sagesse, de signification et de consolation». Nizard (1985) confirme ce point de vue en écrivant que «les souvenirs sont des caresses[36] en conserve que la personne régénère à volonté et au moment où elle en a besoin. Ils ont plusieurs agréments : ils sont disponibles, illimités, indestructibles», d'autant plus que l'adulte âgé possède le plus souvent une impressionnante capacité à se remémorer des événements anciens.

Enfin, écrit encore Quinodoz (1991), «lorsque le monde externe d'une personne âgée s'appauvrit (…), il devient vital que son monde interne s'approfondisse». Nous l'avons déjà évoqué plus haut en parlant du *mouvement d'intériorité croissante*. C'est un moyen de lutter contre la déprime que de se rendre compte, par le récit qu'on en fait, que ce monde intérieur est indestructible, qu'il peut être vivifié, croître jusqu'à la mort et faire de l'existence un parcours de développement personnel, chacun à sa mesure.

Il n'est peut-être pas inutile de résumer ici ce qui vient d'être dit sur l'accueil du récit de vie, afin que ses principes soient bien clairs[37] : toute personne, quel que soit son âge, réfléchit sur sa vie ; certaines pour refuser toute remise en question, d'autres pour comprendre, élucider, remédier. A l'avancée en âge, ce mécanisme se fait plus pressant comme si, avant de partir, on voulait faire le ménage dans sa vie : on arrive à l'heure des bilans.

Il faut le plus souvent un déclencheur pour que ce processus mène à un travail sur soi : à tout âge la maladie en est un, et il est de taille. Des événements, en apparence anodins, peuvent aussi servir à initier la réflexion sur soi-même : une lecture, une rencontre, voire des madeleines pour le goûter, à l'instar de Proust.

Ces souvenirs peuvent devenir obsession, comme nous venons de le voir pour Baucis ; ils peuvent ainsi handicaper plus ou moins gravement la relation avec autrui, l'ouverture au monde et les capacités d'adaptation s'ils ne

---

[36] Nizard utilise ici le mot «caresse» au sens de l'Analyse transactionnelle, soit «tout acte impliquant la reconnaissance de la présence d'autrui» (Berne, op. cit.). La caresse répond au besoin fondamental de stimulation physique, mentale ou affective.
[37] Sur le plan technique, Jean-Luc Hétu (2000) propose des modèles d'intervention adaptés aux personnes âgées selon leurs caractéristiques.

trouvent pas à être partagés avec un écoutant capable de créer le climat de confiance nécessaire et d'accompagner la réflexion sur soi-même : «et maintenant, avec l'expérience de vie qui est la vôtre, comment voyez-vous cet événement?».

La démarche n'est pas forcément longue, car il peut ne s'agir que de déposer un fardeau, tel un secret qui empoisonne la vie. Ce sont les petits pas du patient âgé qui en dicteront le rythme et la durée, étant bien entendu qu'un besoin de psychothérapie, le cas échéant, exigera le recours à un intervenant spécialisé – c'est la nécessaire vigilance interdisciplinaire.

> *«Quand on réussit à faire de sa vie une histoire qui se tient, on se fait moins de souci pour ce que l'avenir peut nous réserver. Ce qu'on aura à vivre, on sera bien capable d'en faire un autre chapitre, fût-ce le dernier du livre (...).*
> *Chemin faisant, on s'aperçoit qu'on se trouve désormais nourri surtout de l'intérieur, par le souvenir de l'intimité vécue avec les personnes qui nous ont aimés, par le souvenir de tout ce qui nous est arrivé de bon, par le souvenir des gestes de respect ou de compassion que des proches, des personnes peu connues, voire de purs étrangers ont eus à notre endroit.»* (Hetu, 2000).

Accueillir le récit de vie de la personne âgée, voire le susciter, devient dès lors une noble tâche. En milieu hospitalier comme en ambulatoire, c'est une médecine gratuite et sans effets secondaires.

1.4.2 Le «SOC»

Le soc est cet instrument précieux qui travaille la terre pour l'aérer, la rendre davantage réceptive à la graine, lui permettre de produire ce pour quoi elle a été désignée. Troubler la quiétude du sol qui se repose, détruire les couches superficielles, ceci ne va pas sans travail ni bouleversement, mais c'est la condition pour que le champ n'entre pas dans l'infertilité après la récolte.

Par un hasard heureux, «SOC» représente également une abréviation, riche de promesses elle aussi, mais peu connue du grand public. Elle signifie: Sélection, Optimalisation, Compensation. C'est un concept créé par Baltes & Baltes (1989), qui offre des outils pour travailler à un vieillissement heureux en stimulant la capacité d'adaptation aux événements de la vie.

Point n'est besoin de rappeler ici les pertes auxquelles toute personne vieillissante est confrontée. Face à ces pertes, l'individu possède un certain nombre de réponses: faire comme si de rien n'était, en épuisant ses ressources dans des efforts pour renverser l'inévitable ou pour le nier; s'effondrer et attendre la mort, entre rage et désespoir; ou alors s'asseoir et réfléchir pour que sa vie désormais intègre les incontournables, sans pour autant se déliter et perdre son sens et sa saveur.

Nier la réalité du vieillissement revient à bloquer le processus de deuil qui, lui seul, permet la progression vers de nouveaux horizons. Mais celui-ci implique un lâcher prise par rapport à des objectifs devenus trop élevés; il en découle souvent révolte et tristesse qui ont besoin d'être dites et accompagnées pour pouvoir déboucher sur l'acceptation. Car il faut pas mal de courage pour quitter un certain monde et affronter l'inconnu: «abandonner de vieux comportements, briser de vieilles structures, c'est comme mourir, au moins mourir à un vieux mode de vie pour une nouvelle vie aux valeurs et aux relations inconnues» (Imara, 1985). Perdre ou renoncer «pour rien», sans que cela débouche sur du nouveau, serait en effet tomber dans l'abîme.

– Intrépide, à mon âge? s'exclamait Louise[38]. Et pourquoi pas?
prenant conscience de toute la détermination qu'il lui fallait mobiliser pour écarter les scénarios sociétaux susurrant insidieusement: «c'est rester jeune ou bien disparaître». Or elle refusait que son «être» disparaisse parce que son «paraître» déclinait. Elle travaillait sur le long terme: sa progression intérieure, celle qui touche au spirituel et à sa beauté intérieure, acceptant ce que la vie lui offrait de différent. «Vieillir», écrivait Goethe, «c'est se retirer progressivement du monde des apparences».

Il nous faut encore faire un détour avant de revenir au «SOC». C'est celui que nous offre Tornstam (1982) lorsqu'il écrit que la réalité gérontologique gagnerait à être vue aussi «comme un processus dans lequel l'expérience et la connaissance acquises dans la vie s'accumulent, et où les occasions de libérer les ressources intellectuelles et autres augmentent continuellement» (traduction libre), plutôt que comme une succession de pertes sans fin.

Nous pouvons mettre en liaison le point de vue de cet auteur avec le *mouvement d'intériorité croissante* observé chez la personne âgée par Neugarten (op. cit.), la *recherche d'authenticité* décrite par Colarusso et Nemiroff (op. cit.) et y ajouter le *désengagement* progressif qu'opèrent de part et d'autre la société et l'individu (Cumming et Henry, op. cit.), tout en maintenant vivant pour celui-ci le sentiment d'*être engagé* dans la vie (Atchley, 1977). Ceci nous amènerait à nous demander si la vie n'offre pas tout naturellement les conditions de base pour que l'homme vieillissant reconnaisse le «SOC» comme un instrument privilégié pour se diriger vers la sagesse telle que la définit Erik Erikson (op. cit.): «une sorte d'intérêt détaché pour la vie en tant que telle, face à la mort en tant que telle». Cet auteur n'est pas loin, en cela, des bouddhistes qui considèrent comme sage celui qui sait cultiver, outre la compassion, le détachement et la vie intérieure.

---

[38] Le récit de son accompagnement figure dans «L'éclairage psychosociologique sur le vieillissement».

Il faut préciser encore que le travail du «SOC» n'est pas un outil thérapeutique réservé à des patients hospitalisés. Il est aussi un instrument pour toute personne réfléchissant sur sa propre destinée et sur des moyens susceptibles de favoriser un vieillissement heureux. Il implique trois mouvements qui se succèdent et qui prennent en compte la reconnaissance des limites, la réalité des pertes et le bienfait de s'y adapter plutôt que de les fuir :
- la *sélection* : parmi les activités pratiquées ou les comportements que le patient a manifestés jusqu'alors, et qui sont porteurs pour lui de valeurs et de gratifications, certains lui tiennent particulièrement à cœur. Il s'agit pour lui de les identifier, de les lister, tout en acceptant si nécessaire un travail de deuil à propos de ceux dont il est irréaliste de poursuivre la pratique ;
- l'*optimalisation* : on recherche ensuite les lieux ou les conditions dans lesquels ces activités les plus importantes peuvent prendre place; quelles forces vives la personne doit mobiliser de son côté, quelle est la part du trajet qui lui revient, quelle est l'aide qu'elle peut aller chercher dans son environnement ;
- la *compensation* : le travail ici est de rechercher en quoi le ou les renoncements auxquels elle aura dû consentir peuvent permettre à la personne de déboucher sur un gain, sur une vision de la vie et de son sens qui lui permettent d'aller de l'avant dans cette phase de son existence.

Ces trois mouvements (sélection, optimalisation, compensation) peuvent être répétés à tout instant de la vie selon les besoins du moment; ils impliquent la participation active du patient, son implication, lui permettant de lutter contre le *sentiment d'impuissance* qui tend à le gagner à la fois en tant que malade hospitalisé et que personne âgée. On peut donc s'attendre à ce que le «SOC» lui offre une chance d'augmenter le *sentiment de contrôle* qu'il peut avoir sur sa vie.

Des recherches ont été menées à ce sujet dès les années soixante par Rotter (1966). Celui-ci identifie chez tout être humain une position intérieure qu'il nomme *lieu de contrôle* et qui décrit l'appréciation d'une personne quant à ses chances de pouvoir contrôler (ou non) ce qui lui arrive dans la vie.

Certaines personnes pensent que les moments significatifs de leur existence dépendent surtout des circonstances extérieures, qu'elles n'ont pas de prise sur leur survenue. Une expression telle que «je n'ai jamais eu de chance dans ma vie» peut en être révélatrice : c'est le *lieu de contrôle externe*. Pour d'autres, ce sont leurs propres décisions, et elles seules, qui influencent leur vie. Poussé à l'extrême, ce sentiment s'observe chez des personnes qui affirment «je me suis toujours débrouillé tout seul dans ma vie», signant par là certes une bonne capacité d'autonomie, mais aussi une probable solitude intérieure persistante : c'est le *lieu de contrôle interne*. Entre ces deux extrêmes se trouve l'interaction de l'interne et de l'externe, alliant l'acceptation de la dépendance en même temps que la mobilisation des ressources personnelles, ce qui peut être révélateur d'une *autonomie réaliste*.

Les recherches montrent que plus le patient est conscient du rôle qu'il peut jouer dans la conduite de son existence, plus il adopte des comportements visant à maintenir ou retrouver sa santé (Dubois, 1987), quelle que soit l'ampleur ou la faiblesse des moyens dont il dispose : «(…) le peu que je suis capable de vivre, je le mets en route» (Pacot, 2000). On peut ainsi voir dans la pratique du «SOC» un antidote à la passivité et à la résignation, ouvrant la porte à plus d'autonomie, de compliance et de bien-être du patient, car «perdre pour rien est monstrueux» (Casiraghi, op. cit.). Ceci n'est pas négligeable pour lui, tout autant que pour ceux qui se préoccupent du problème de la charge de travail des soignants.

«D'abord source d'insulte narcissique, la reconnaissance des limites externes et internes devient graduellement une source de plaisir et de force dans la mesure où le *self* accepte et développe la capacité d'agir d'une façon indépendante à l'intérieur des conditions imposées par la condition humaine» (Colarusso et Nemiroff, op. cit.)[39]. C'est une autre façon de dire que la croissance est possible quel que soit l'âge du patient et que la recherche d'autonomie est bel et bien un des objectifs les plus nobles du processus de maturation de l'homme.

2. Accompagner la souffrance

Si la joie, le bonheur se partagent aisément, la souffrance répugne, elle fait honte et isole. S'y greffe dès lors une autre torture : être jugé, incompris, porter seul un poids trop lourd quand plus que jamais une écoute amicale allégerait le tourment.

Alexandre Jollien

2.1 Introduction
L'hospitalisation confronte tout patient à la réalité de la souffrance physique, c'est-à-dire à la douleur. Pour beaucoup, celle-ci se double d'une souffrance morale et/ou psychologique, liée à la solitude, au trop-plein émotionnel, à la peur, à la perte de l'identité liée au rôle, à l'incertitude et à l'incompréhension : «Pourquoi moi ? Je n'ai pas mérité ça !». Il semble que souvent, comme le souligne Casiraghi (op. cit), ce sont les mots et les questions qui, traduisant l'impuissance et la détresse psychologique, s'ajoutent à la douleur et en font une souffrance insupportable.

---

[39] Traduction Renée Houde (1999).

La quête du sens est sans doute l'une des épreuves les plus douloureuses à traverser, car elle oblige à affronter, peu ou prou, des questions auxquelles les religions offraient autrefois un éventail de réponses toutes prêtes. Si les Eglises ont perdu du terrain dans l'accompagnement de ces interrogations, ces dernières n'en demeurent pas moins vives puisqu'elles font partie des questions que l'homme se pose depuis des lustres.

Pour certains patients, la maladie réactive des questionnements existentiels ou spirituels, noyés habituellement sous le flux des obligations sociales et professionnelles, de la recherche de plaisirs, de bien-être et de pouvoir. Et souvent esquivés grâce à l'hyperactivité et/ou aux multiples possibilités de distractions, voire à l'assistance de médicaments ou de toxiques divers. Or voilà que tout soudain s'agite intérieurement le besoin de saisir ce qui se joue en eux, de découvrir leurs vulnérabilités et leurs forces pour affronter l'épreuve, parfois aussi le besoin de décider de valeurs et d'une direction nouvelles que prendra, désormais, leur existence. La maladie tient alors d'un parcours initiatique dans la quête du sens de la vie, pourvu que l'on ne se borne pas à en rechercher le coupable ni à vouloir lui trouver *la* bonne explication.

D'autres patients n'entrent pas dans ces questions existentielles ou spirituelles, mettant toutes leurs forces et leurs espoirs dans un combat biomédical qui serait seul autorisé (et reconnu) contre le mal. Un grand nombre de patients toutefois restent flottants, ballottés entre la négation du problème, la résignation, le besoin d'oublier, l'espoir de refaire surface, les croyances qui les paralysent et une timide ouverture à d'autres façons de penser. L'accompagnement devient alors une chance pour eux de mettre de l'ordre dans le foisonnement des questions qui surgissent, pour prendre une direction dans la conduite de leur vie à l'hôpital plutôt que d'être dépendants ou soumis.

2.2 Face à la souffrance

Autrefois c'était simple: on l'avait bien méritée, cette souffrance, par ses péchés, par son manque de foi ou d'humilité, par on ne sait quelle faute, en somme. La souffrance était là pour nous apprendre à vivre, à condition que la mort n'ait pas passé avant, subrepticement. On courbait l'échine, on demandait pardon, plus la contrition était douloureuse et plus grand était l'homme. Et si le bonheur n'était pas au rendez-vous dans cette vie, ce serait pour l'au-delà.

Or la tendance n'est plus à la résignation. Le bien-être est maintenant vécu comme un droit, charge à l'Etat, à la médecine ou aux institutions d'en garantir sa juste répartition[40]. Ou encore au moyen d'achats personnels judicieusement effectués: la publicité est là pour nous le rappeler. Face à l'inégalité des sorts, pourtant, on se met à penser que dès l'enfance, certains trou-

---

[40] Ailleurs, en Inde par exemple, le bien-être est une grâce!

vent réunies autour de leur berceau tout plein de bonnes fées venues là exprès pour saluer leur arrivée et les accompagner dans le monde. Pour d'autres, ce serait Carabosse, et elle seule, qui se déplace et ne les lâche plus. Et lorsque la lutte se révèle désespérante, c'est qu'elle se trouve contrée par l'indifférence (ou, pire, la volonté) d'un dieu imprévisible.

On peut suggérer que la sagesse serait d'abandonner l'illusion d'une souffrance qui épargnerait des nantis: «l'essentiel est invisible pour les yeux», disait le Petit Prince de Saint-Exupéry. Force est en effet de constater que, malgré les apparences, la souffrance est un phénomène universel, à chacun selon une alchimie dont la dynamique nous échappe car elle se moque des atours et de la puissance humaine: «Derrière la façade, l'homme ressent le bluff de son existence» écrit Jean-Yves Leloup. (1995). Elle a pour complices les petites questions de la voix intérieure que nous hébergeons tous, plus ou moins secrètement, et qui demande:
– Est-ce bien par là que passe le sens de la vie?
juste pour nous inciter à ne pas stagner dans les apparences. C'est l'essentiel qui vient frapper à notre porte, écrit encore Jean-Yves Leloup.

Si donc nous acceptons l'universalité de la souffrance, à chacun selon son dosage et son moment, on peut sans doute accepter plus aisément ce point de vue de Graf Dürkheim (1982): «La vie amène sans cesse inévitablement chacun de nous à la limite de sa résistance, au point où il n'en peut plus, où il n'est plus capable de supporter une obligation trop lourde, une souffrance, un chagrin. C'est par le dépassement de cette limite, qui comprend l'anéantissement de ses propres exigences, que s'ouvre à lui la porte du mystère».

Cela ne rend pas fou. Ce qui rend fou, c'est l'isolement, les bons conseils, les explications, les injonctions et les tapes sur l'épaule, car alors le fossé se creuse entre le besoin d'être protégé, écouté et accompagné – qui peut être semblable, momentanément, à celui du tout petit enfant – et un environnement qui perd les pédales et sa toute-puissance face à celui qui a mal. La souffrance qui ne peut être dite se décuple. Or, selon Marie de Hennezel, si la souffrance existentielle est inévitable, «chacun peut la porter à condition de ne pas se sentir seul» (enseignement oral). A condition aussi de se souvenir que «la souffrance ne grandit pas; c'est ce qu'on en fait qui peut grandir l'individu» (Jollien, op. cit). On est loin de la souffrance rédemptrice prônée par certains dogmes religieux.

2.3 Les questions qui taraudent

Elles sont de deux types: le *comment* et le *pourquoi* (voire le *pour* quoi). Certains patients toutefois vivent leur sort sans pouvoir ou vouloir poser de questions: parlant des médecins, des soignants en général, voire de toute personne porteuse d'une blouse blanche, ils déclarent: «Eux, "ils" savent. De toute façon, je ne comprendrais rien. Et puis, je ne veux pas les déranger. "Ils" me diront bien». C'est une position qui, parfois, amène une certaine insouciance, non dépourvue de confiance d'ailleurs, mais qui parfois aussi ronge la nuit, lorsque tout le monde dort (ou fait semblant) et que l'obscurité ravive le sentiment de solitude et d'impuissance.

Pour d'autres patients, la seule interrogation acceptable est d'ordre scientifique: *comment*? Comment suis-je tombé malade, comment vais-je guérir, comment ne pas rechuter? Ici le questionnement sur l'origine de la maladie recherche la cause biomédicale. C'est sans doute celui qui est le plus supportable dans le cours d'une hospitalisation, car il ne vient pas réveiller une vulnérabilité psycho-émotionnelle. Nous verrons toutefois, ci-dessous, ses pièges possibles.

Les questions qui taraudent vraiment commencent généralement par «pourquoi?»: pourquoi cette souffrance? Pourquoi moi? Nietzsche affirmait que c'est le non-sens de la souffrance qui pèse sur l'homme comme une malédiction, et non la souffrance elle-même. Pour que celle-ci ne mène pas au désespoir de l'absurde, l'homme lui cherche donc constamment une raison. La plupart du temps il la relie à Dieu, mais c'est souvent pour faire de celui-ci l'expéditeur, à travers la maladie, d'une punition sans doute bien méritée: l'expression «qu'est-ce que j'ai fait au Bon Dieu?» n'a pas encore disparu de la conversation courante. A l'homme de découvrir sa faute (et de l'expier) pour que cesse la souffrance. Mais aussi, Dieu peut être celui qui a raté sa Création de façon magistrale et qui s'en est retiré: sinon il ferait bien quelque chose contre le mal qui sévit.

Par ailleurs, il est frappant de constater que nombre de patients entrent spontanément dans un récit de vie qui évoque des éléments douloureux de leur enfance, allant de la «contusion affective» à l'«assassinat de l'âme», pour reprendre les termes de Mireille Cifali (op. cit.): maltraitance, solitude affective ou rejet sociétal par exemple. Cet auteur ajoute que «l'enfant roi comme l'enfant humilié ont chacun à leur manière leur lot de souffrances psychiques» et que personne ne peut ressortir indemne de l'acte éducatif. Il ne semble donc pas abusif d'accorder du crédit au point de vue de Simone Pacot lorsqu'elle écrit que «les mouvements de fond que nous vivons dans notre présent nous ramènent presque toujours à l'une ou l'autre de nos blessures» (Pacot, 2000).

L'hospitalisation représente sans conteste un de ces mouvements de fond, dont l'importance varie selon les ressources du patient, son équilibre personnel et l'intensité de ses blessures d'enfance: elle ravive, par divers liens associatifs, des souvenirs restés jusque-là plus ou moins discrets. L'écoute centrée sur l'état émotionnel du patient lui offre un lieu de décharge, augmentant ses chances de ressortir aguerri de l'épreuve plutôt que de couler sous l'effet conjugué des charges émotionnelles.

Ainsi donc se dessine l'hypothèse que «c'est la façon dont nous allons vivre l'événement qui va en faire un tombeau ou une porte» (Pacot, 2000).

2.4 Une classification des besoins

On peut se proposer de classer les besoins des patients face à la souffrance en trois catégories : ceux qui attendent une réponse biomédicale parfois exclusive, ceux qui cherchent une réponse d'ordre existentiel, et ceux qui sont en quête d'une réponse spirituelle[41]. Il faut se garder toutefois de placer une barrière étanche entre ces catégories, même si certains malades semblent ne pas se soucier de leur état physique pour ne se concentrer que sur l'aspect psychologique ou spirituel de leur sort. Il y a là un risque qui peut tenir du besoin de fuir la réalité, ou encore de l'imposture qui menace les tendances « new age » lorsqu'elles affirment que tout peut se guérir par l'esprit.

Un autre risque, dans cette même approche, est de vouloir pratiquer la pensée positive en toute circonstance, ceci afin de ne pas compromettre l'énergie de guérison par des pensées négatives. Or, comme nous l'avons déjà vu plus haut[42] cela revient à exclure les parties douloureuses de la réalité qui frappe le patient : « l'optimisme compulsif est une façon de museler notre angoisse pour éviter d'avoir à l'affronter », écrit Maté (op. cit.), citant le Dr Michael Kerr. Or pour guérir, il faut « rassembler la force de penser négativement », c'est-à-dire accepter de réfléchir aux éléments douloureux du présent ou du passé, d'y travailler, car leur répression engendre un haut degré de stress négatif.

Opérer une classification des questionnements est une opération à risques. Pourtant, il apparaît nécessaire de faire cette démarche, afin de rendre au biomédical ce qui lui appartient, en termes de questionnement et donc d'action, et au psycho-émotionnel ce qui est de son ressort. Il semble bien, en effet, que ce soit la confusion des domaines de perception et d'action qui crée le sentiment d'impuissance qui accable parfois soignants et patients et peut engendrer l'immobilisme face à la souffrance.

Proposer une classification des besoins du patient peut aussi permettre de prendre conscience des bienfaits d'une vision systémique dans ce domaine, où un changement dans l'une des sphères peut entraîner une modification des autres composantes. Dans ce sens, on peut citer ici Casiraghi (op. cit.) lorsqu'elle écrit : « les cas que j'ai connus avec des souffrances physiques ingérables avaient tous à l'origine une souffrance morale ». Elle ajoute plus loin que le plus puissant antalgique « naturel » est le sens, et c'est bien cette quête que vise le travail d'accompagnement, associé à une présence attentive aux côtés de celui qui a mal. Goleman (op. cit.), explorant les recherches effectuées dans ce domaine, ajoute que « la simple présence d'un tiers peut réduire l'anxiété et atténuer la douleur physiologique chez les patients en unités de soins intensifs ». C'est, ici aussi, une médecine douce, et gratuite de surcroît.

---

[41] Le qualificatif de « spirituel » décrit, grosso modo, ce qui touche au sens de la vie, alors que le terme « existentiel » définit ce qui touche la manière de mener sa vie, de vivre un événement.
[42] Dans « Les 4P : prendre son temps ».

2.4.1 Les pièges possibles de la réalité biomédicale

Face à l'aspect biomédical de la souffrance, les préoccupations du patient recouvrent le *comment* de l'apparition de la maladie, le *pourquoi* et le *comment* des examens, leurs résultats, le déroulement du traitement et le pronostic. Ces questions se heurtent souvent à la difficulté du médecin de donner des réponses adaptées aux capacités cognitives et émotionnelles du patient. Entrent en jeu les obstacles liés au temps nécessaire, au talent pédagogique du soignant, à son potentiel d'empathie, mais aussi, de la part du patient, à sa capacité intellectuelle, sa culture médicale, son niveau d'acceptation de la réalité, son degré de stress ou encore sa timidité.

Nous avons vu plus haut que le patient entre généralement à l'hôpital en situation de crise. Comme le souligne Assal (op. cit.), le médecin doit alors cibler ses interventions pour y répondre et pratiquer une médecine dite aiguë: «l'approche est de type réductionniste, [il] ne s'occupe que de l'essentiel. (…) [Il] a besoin d'un patient qui se laisser traiter, d'un patient "passif"». Cet auteur ajoute toutefois que la situation d'urgence représente moins de 10% de l'ensemble des consultations médicales, faisant également référence à la pratique médicale en cabinet.

Dès lors, une fois que la situation d'urgence a été traitée, trois types de situations peuvent se présenter et compliquer la situation:
- le médecin, dans sa relation avec le patient, continue à ne prendre en compte que l'aspect biomédical du traitement: le risque existe qu'il augmente ainsi le niveau de stress du malade (Assal, op. cit.) si celui-ci est condamné à taire ses interrogations, ses objections ou encore ses émotions. On pourrait avancer également l'hypothèse d'un *effet iatrogène*[43] de ce type de relation, où la charge émotionnelle liée à l'hospitalisation se double de désarroi identitaire, résultant du sentiment d'être un partenaire inexistant aux yeux de son médecin;
- il persiste une absence d'informations régulières sur l'état des investigations, leur pourquoi et leur comment. Celle-ci potentialise chez le patient l'anxiété normale due à l'incertitude du diagnostic et du pronostic. En effet, comme l'a observé Viktor Frankl (1993), lorsque l'homme ne peut prévoir la fin d'une situation douloureuse qu'il traverse, il ne tarde pas à présenter des signes de déchéance, il perd sa capacité à poursuivre un but. Ceci peut mener à une démobilisation importante du patient, en un moment où il est fort sollicité quant à sa compliance;
- le médecin se sent dans un flou quant à son rôle: en effet, il se retrouve souvent récipiendaire de questions que l'on posait autrefois aux ecclésiastiques ou à des «sages» dont on reconnaissait la pertinence de la pensée ou la valeur de l'expérience de vie. Marie Balmary (1999)

---

[43] Iatrogène: se dit d'une maladie ou d'un trouble provoqué par les thérapeutiques (Petit Larousse de la médecine). Cela ne signifie pas nécessairement qu'il y ait erreur médicale.

constate, elle aussi, que «ce n'est plus d'abord aux représentants des religions que l'homme d'aujourd'hui s'adresse lorsqu'il s'interroge sur ses origines». De ce fait, le rôle du médecin se complique, car il s'agit pour lui de capter aussi les interrogations qui, souvent, se cachent derrière le rationnel et le scientifique, et qui touchent à la vie et à la mort. Non qu'il soit tenu d'y répondre personnellement: il suffit qu'il sache les dépister, qu'il accepte d'en accueillir l'importance et qu'il sache déléguer.

Paul Tournier (op. cit.) écrivait que la vision objective et scientifique de la maladie la vide de son sens lorsqu'elle affirme que celle-ci tombe par hasard. Selon cet auteur, en effet, cette vision entre en contradiction avec l'intuition du patient, qui lui suggère que le hasard n'est pas seul en cause dans le déclenchement de sa maladie, mais qu'il en est lui-même partie prenante. Sans adopter la vision de culpabilité qui est souvent confondue avec la notion de rôle personnel dans la maladie, on peut suggérer que cette dernière est, à un certain moment, «la meilleure solution possible pour un individu, à un moment donné de sa vie et en fonction des éléments dont il dispose» (Filliozat et Roubeix, 1993). Le cumul, dans la vie d'un individu, d'événements ingérables et des charges émotionnelles qui en découlent, fait que parfois il perd pied, tant sur le plan somatique que psychologique.

Ainsi le biomédical doit-il être considéré comme faisant partie d'un tout et non comme la réponse exclusive à la souffrance. S'agissant de l'ouverture à une réponse complémentaire, c'est de la réflexion pluridisciplinaire qu'émergeront des propositions pouvant aller pour le patient, sur le plan psycho-émotionnel, de l'accompagnement à l'approche psychothérapeutique spécialisée.

2.4.2 L'existentiel: le vécu de l'hospitalisation

La maladie est un événement qui survient plus ou moins souvent au cours d'une existence. Lorsqu'elle est suffisamment grave pour justifier une hospitalisation, elle amène un bouleversement supplémentaire lié à la perte des points de repère habituels. C'est un choc, et celui-ci confronte le patient à un certain nombre d'émotions inévitables, comme nous l'avons vu précédemment: peur, tristesse, colère notamment.

> «[Il] se sent livré à des inconnus dont vont dépendre sa santé, parfois sa survie. Trop souvent, il voit défiler des spécialistes anonymes dont on ne lui explique pas les fonctions. Il est soumis à des examens complémentaires pénibles, dont il ne sait ni la valeur ni la raison et qui ont parfois déjà été faits à l'extérieur. Comment s'étonner dès lors que, livré à des inconnus, séparé de sa famille et de son médecin traitant, il se sente dépaysé, anxieux, puis déprimé?» (Haynal, Pasini et Archinard, op. cit.)

Certains patients vont affronter leurs émotions, d'autres les nier ou les fuir en adoptant, par exemple, une attitude contrôlante face aux gestes et attitudes des soignants; d'autres encore se replient dans une position de soumission ou d'agression. Il est donc important de s'interroger sur la façon dont le patient vit son hospitalisation et quelles sont les difficultés personnelles qu'un comportement observable permet de supposer: c'est le questionnement existentiel. Nous verrons qu'il représente un outil important dans l'accompagnement du malade.

C'est plutôt une caractéristique masculine, par exemple, que d'avoir été élevé sous cette injonction: «Sois fort! Les hommes, ça ne pleure pas.» Cette habitude, acquise sous la menace (et la réalité parfois) du rejet affectif en cas de désobéissance, entraîne le petit enfant, puis l'adulte, à se comporter comme s'il ne sentait rien de ses blessures, qu'elles soient physiques ou psychiques. Alors, dans sa vision de la maladie, il risque d'adopter une position exclusivement rationnelle, qui donne à croire que le processus de guérison suit toujours une démarche strictement linéaire, où le protocole de soins permet d'aller de A (le diagnostic) à B (la guérison), sans autre considération.

Dans les faits, on peut y voir une conception erronée de la démarche «résolution de problème»: celle-ci dit en effet que tout problème lié à l'homme est ouvert et peut recevoir plusieurs solutions; «le nombre de [celles-ci] n'est ni prévisible ni fini (...). Aucune n'est parfaite (contrairement à ce qui se passe pour les problèmes fermés), et toute solution laisse subsister des insatisfactions – voire même crée des problèmes nouveaux» (Fustier, 1992).

Ce type de patient rejoint les tenants purs et durs de l'approche biomédicale exclusive. Il peut se mettre à utiliser une grande partie de son énergie pour réprimer ses affects, laquelle énergie, comme nous l'avons vu plus haut, devient dès lors indisponible pour son processus de guérison.

L'homme, le mâle, n'est pas seul dépositaire de cette injonction à être fort. Nombre de patients mènent un solide combat intérieur pour ne pas pleurer ou attendent de le faire la nuit venue, cachés sous l'oreiller pour que personne ne les entende, convaincus que si «l'on se laisse aller, alors c'est la fin». Le soignant peut donc se trouver face à un patient qui lui donne l'impression de se battre vigoureusement contre la maladie, parfois contre lui, alors que celui-ci mobilise ses forces pour ne rien laisser paraître de son conflit intérieur entre le besoin d'être sécurisé, parfois materné, et l'obligation qu'il se fait d'être conforme aux interdits parentaux. Pour y parvenir, il doit bloquer l'accès à sa recherche normale de dépendance.

Or l'attitude d'évitement entretient la tension émotionnelle et parasite la relation avec les soignants, sous forme de déni, de bravade ou de refus de soins, par exemple, entraînant à la longue l'agacement de l'équipe. Le questionnement existentiel prend donc ici toute son importance: derrière ses refus, sa critique ou sa volonté de contrôler tout acte thérapeutique, quel vécu lié à son hospitalisation le patient cherche-t-il à dissimuler? Les réponses peuvent être multiples. L'essentiel est que le soignant soit au clair sur ce phénomène, car cela peut l'aider à ne pas se sentir attaqué personnellement et dévalorisé par un patient difficile : elle lui permet d'offrir, malgré tout, une présence sécurisante à ses côtés.

Si le patient peut être accompagné pour «se défaire des couches d'alluvions sociales déposées sur lui», comme l'écrit Fischer (op. cit.), s'il peut voir plus clair dans ses forces et ses faiblesses et dans les ressources qui sont les siennes, alors il comprendra peut-être que sa vulnérabilité ne le détruit pas. Il vaut donc la peine qu'il se questionne sur le vécu intime de son hospitalisation, même si la démarche prend du temps pour se dire et qu'elle n'offre pas de garantie de succès. Elle représente toutefois un outil susceptible de favoriser sa capacité à *rebondir face à l'épreuve* : c'est ainsi que Cyrulnik (1999) décrit la *résilience*.

La résilience est un concept utilisé depuis longtemps par les physiciens pour qualifier un matériau qui résiste aux chocs. Il a été repris par les psychologues pour tenter de définir les caractéristiques d'hommes et de femmes qui, alors qu'ils ont vécu une enfance ou des épisodes tragiques, voire destructeurs, dans leur vie d'adultes, ressortent néanmoins de l'épreuve grandis, capables de cicatriser leurs blessures.

Le questionnement existentiel pourrait donc permettre au patient de découvrir en lui ses capacités de résilience, voire les développer. Poletti & Dobbs (2001), citant une recherche menée par Julius Segal en 1986, énoncent les conditions grâce auxquelles une personne adulte peut réagir aux événements en mobilisant ses aptitudes de résilience :

1. la possibilité de *communiquer* avec autrui, d'être entendu dans ses souffrances et accompagné dans ses errances. C'est la ressource même que peut offrir le processus d'accompagnement : permettre au patient de parler, de partager, de prendre son temps et de pleurer[44] ;
2. la capacité de prendre la *responsabilité* de sa vie, d'acquérir le sentiment d'avoir un *contrôle* sur ce qui arrive : il ne s'agit pas ici de pointer les bonnes ou mauvaises actions des soignants, mais bien de mobiliser sa volonté à devenir acteur dans son traitement. Nous avons vu ci-dessus la notion de *lieu de contrôle* en réfléchissant à la pratique du «SOC» ;
3. le développement d'une *conscience dépourvue de culpabilité* : exit le «c'est de ma faute si...», car cette position est dévoreuse d'énergie et requiert une attitude de contrition, plus proche du désespoir ou de la résignation que de la combativité ou de la compliance ;
4. la conviction que toute épreuve recèle une occasion de *progression personnelle* : «c'est parce qu'on rencontre des difficultés et des obstacles qu'on découvre en soi les forces nécessaires pour les surmonter» (Rinpoché, 2003) ;

---

[44] Ce sont les outils des 4P.

5. l'entrée dans des attitudes et des actes personnels de *compassion*, favorisée par la conscience de l'universalité de la souffrance, plutôt que la stagnation dans l'amertume et la colère. «Tant que l'homme projette le bonheur comme finalité de l'existence, en particulier de son existence à lui, il ne peut s'empêcher de penser la souffrance aussi en termes personnels. Et si celle-ci n'était pas personnelle?» (Yvan Amar, enseignement oral).

Résumées en cinq points clés, ces conditions favorisant la réponse résiliente du patient rejoignent bien les positions que nous adoptons tout au long de cet ouvrage. Elles représentent en elles-mêmes, même prises isolément, des cadres possibles dans la démarche d'accompagnement, selon les sensibilités perçues chez le patient. N'oublions pas toutefois que la position de l'accompagnant est celle d'un *écoutant facilitant* non directif et que c'est le patient qui choisit la tournure que prend l'entretien. C'est, rappelée ici, la nécessaire distinction avec le processus de psychothérapie.

2.4.3 Le questionnement spirituel[45]

Un cheminement spirituel fréquent de l'homme confronté à la souffrance et menacé d'impasse se traduit par des questions telles que: «Pourquoi moi? Je n'ai rien fait de mal pour mériter ce qui m'arrive! Pourquoi le mal et la souffrance? Si Dieu existait, il ne permettrait pas tout cela!».

«– Qu'est-ce que j'ai fait au Bon Dieu pour qu'il m'arrive une chose pareille? Et puis je prie. Et ça ne me guérit pas. Donc vot' copain, là-haut, il n'existe pas.
Au moins, avec lui, les cartes sont jetées. Mon badge d'aumônier l'a rebuté, dans un premier temps. Et puis, à la réflexion, il a lancé:
– Prenez une chaise!
Il est encore à l'âge où l'on peut raisonnablement espérer séduire une femme. D'ailleurs, il ne se prive pas de clins d'oeil ni de sourires.
André fait partie de ces patients qui sont réhospitalisés tous les six à huit mois. "On va vous guérir", entend-il chaque fois. C'est vrai, il guérit, mais il y a rechute, retour dans cette unité dont il connaît toutes les salles de traitement et les coins fumeurs, les rites et les cancans. Il s'y sent chez lui. Et puis les infirmières sont jolies. Côté compétences, il n'a pas plus confiance en elles qu'en le reste du monde, Dieu compris. Les soignants partagent donc avec le Ciel le rude défaut de ne pas savoir comment lui faire poser les armes de la méfiance.
Pour l'instant il me regarde, satisfait: "je prie et ça ne fait rien". Il tient le bon bout: Dieu est pour lui aux abonnés absents. Ce serait sans doute "politiquement correct" de lui répondre:
– Mais non, voyons, Dieu entend toujours notre prière!

---

[45] Nous reviendrons dans le prochain chapitre sur l'identité de l'intervenant dans l'accompagnement spirituel, ainsi que sur les spécificités de cette démarche.

Mais alors, qu'est-ce qu'Il en fait ? André reprend :
– Ça n'est pourtant pas compliqué de faire que je n'aie plus mal, non ?
Non, cela n'est pas compliqué : souvent, il s'agit seulement de bien doser les analgésiques. Pas besoin d'être Dieu pour cela. Etre un soignant attentif suffit largement. *André poursuit :*
– La souffrance, vous croyez que ça sert à quelque chose ?
Il n'est pas en manque de questions auxquelles je n'ai pas de réponse. Je me tais. Désarçonné par mon silence, André se tait à son tour. Après un long silence, il laisse aller ses souvenirs d'enseignement religieux : *"La souffrance élève ton âme. Ainsi, peu à peu, tu gagnes ton entrée au paradis. Chaque gémissement, chaque moment de désespoir t'en rapprochent".*
Il a, un jour, *"envoyé gicler tout ça"*, raconte-t-il, car à seize ans ce n'était pas ce qu'il voulait entendre. Il voulait qu'on lui parle de la vie, de la liberté, du bonheur de construire son avenir – un avenir qui ne ressemblerait pas à celui imposé par papa et maman. Le catéchisme prônait la soumission et André cherchait la réalisation de son idéal : un monde plus juste où il irait retrousser ses manches pour lutter contre la souffrance, précisément.
Mais de soumissions en capitulations, André était devenu employé de bureau, avait éteint son idéal et opté pour les archives d'une compagnie d'assurance. C'était un emploi sûr et bien rémunéré. Papa et maman étaient contents. Et puis voilà que, depuis qu'il est malade, cette petite voix qui lui parlait depuis tout jeune de don de soi et d'aventure se remet à le tarabuster :
– Que fais-tu de ta vie ?
La sale bête ! André se retrouve avec, pêle-mêle, les interdits parentaux, les archives, le *"caté"*, la bonne place et sa retraite prochaine. Le tout mâtiné d'une vaste colère contre Dieu, qui ressemble dans sa tête si fort à papa.
L'analgésique a calmé la douleur. Se sentirait-il exaucé ? Mais il bouillonne encore, il a toute une vie de rancœur à exhaler :
– Regardez la famine dans le monde : qu'est-ce qu'il fait, votre Dieu ?
Je ne suis pas l'avocat du Ciel. Le serais-je que j'entrerais dans un conflit de manches avec André, car le bougre parle bien, il est intelligent, futé. Ma seule compétence dans la passe d'armes qu'il propose est d'être le témoin de sa colère et de sa peur - peut-être - d'arriver à la fin de ses jours en se disant :
– J'ai raté ma vie. »

Analyse et commentaires
Plusieurs éléments de réflexion peuvent être tirés de ce récit :
– tout d'abord, derrière le discours d'athée, se cache une *histoire personnelle douloureuse*, faite d'étouffement et de soumission tant au

dogme religieux qu'à des parents, dont on peut raisonnablement affirmer qu'ils ont été abusifs en matière d'autorité ;
– si, aux questions existentielles d'André, l'accompagnante avait tenté de fournir des réponses bien pensées à propos de la spiritualité, elle aurait probablement stimulé sa *rébellion*, l'aurait peut-être conforté dans la croyance que personne n'est jamais à l'écoute de ses besoins profonds. Or elle se borne à être le témoin de sa souffrance dans un présent qui ravive des blessures d'autrefois, selon une alchimie dont le secret appartient au patient ;
– on pourrait aussi penser que derrière l'image d'un Dieu aux abonnés absents se cachent des figures archaïques de parents qui ne sont guère à l'écoute des besoins profonds de leur enfant. C'est ce que André laisse entendre dans le récit de son adolescence ;
– en accueillant sa révolte sans jugement, l'accompagnante ouvre la porte à une décharge émotionnelle, qui reste malgré tout bien temporaire : André reprend très vite son contrôle et revient constamment à la charge. On peut émettre l'hypothèse que, pour l'instant, il a surtout besoin de ne pas perdre la face ;
– se taisant, ne cherchant pas à «prendre la défense du Ciel», l'intervenante s'est efforcée d'entendre ce qui se cache derrière le discours d'athée, pour offrir à «la petite voix» une chance de reprendre des forces et de retrouver sa puissance. Libre à André, ensuite, d'en faire son alliée pour pouvoir vivre, enfin, son idéal, quel que soit le temps qui lui reste à vivre ;
– cette «petite voix» fait partie d'une évolution qui devient particulièrement prégnante à partir du *mitan de la vie*[46]. On peut rappeler ici qu'elle signe un mouvement intérieur chez tout être humain : à partir de la quarantaine, il se préoccupe de plus en plus du sens de sa vie, sous la pression d'un chronomètre qui tourne et le confronte, qu'il le veuille ou non, à sa propre finitude et à la quête de son identité profonde ;
– enfin, l'accompagnante est témoin de la «crise du religieux, qui est aussi celle d'un système de *pensée magique*» (Rochat, 1997). Cette notion de pensée magique décrit une pratique proche de la superstition : elle pousse l'individu à croire que, s'il accomplit certains rites, il sera exaucé selon la demande qu'il a formulée dans sa prière. Il n'est pas étonnant que cela produise une crise du religieux – nous y reviendrons.

La question de l'origine du mal est lancinante, mêlant culpabilité, désespoir et quête d'une intervention divine magique et salvatrice. Elle va chercher loin dans le cœur et dans l'esprit de l'homme. Loin aussi dans le temps, car elle remonte au moins jusqu'à l'émergence de la conscience dans l'espèce à laquelle nous appartenons[47], avec en marge cette mystérieuse inter-

---

[46] Nous avons abordé cette notion dans «l'éclairage psychosociologique sur le vieillissement».
[47] C'est l'hypothèse que fait C.G. Jung.

diction reçue de Dieu en personne, dit-on : « tu ne mangeras pas de l'arbre de la connaissance du bien et du mal », sous peine de mort. Les existentialistes déclarent que vivre, c'est souffrir. Il n'y aurait alors de délivrance qu'au moment de la mort. Pour les bouddhistes, la réalité de la vie, c'est la souffrance : naissance, vieillesse, maladie et mort en sont les principales manifestations, toutes inévitables.

A défaut de fournir une réponse acceptable pour tous, ces visions permettent au moins de stopper le mécanisme qui fait de la souffrance une réponse adaptée à la nature pécheresse de l'homme, à l'absurdité de la vie ou à la cruauté d'un dieu. Car Dieu est souvent ressenti comme le grand absent du combat que perdent notamment, jour après jour, Médecins Sans Frontières contre Guerre et Famine. Ce Dieu de l'Ancien Testament, capable d'arrêter la course du soleil et de la lune dans le ciel pour sauver son peuple[48], mais qui ne lève pas le petit doigt, aujourd'hui, pour stopper visiblement la détresse sur la terre. Ou encore qui n'offre pas de contrepoison à la terrible question d'Albert Camus : « Comment un Dieu d'amour tout-puissant peut-il tolérer le martyre d'un enfant ? ».

Marie de Hennezel (1991) écrit : « A la souffrance, aux deuils, à la mort, il n'y a pas de réponse. Dieu ne répond pas, ou plutôt il répond à côté, sur un autre plan. » Elle poursuit en disant : « Et Job tout d'un coup dépasse sa souffrance et accède à un autre niveau de conscience ».

Job, pour mémoire, est cet homme pieux de l'Orient antique, à propos duquel Dieu et le Diable (appelé l'Accusateur dans le texte) jouent en quelque sort aux dés. L'Accusateur dit en effet à Dieu : « Est-ce pour rien que Job craint Dieu ? Ne l'as-tu pas protégé d'un enclos, lui, sa maison et tout ce qu'il possède ? Tu as béni ses entreprises, et ses troupeaux pullulent dans le pays. Mais veuille étendre ta main et touche à tout ce qu'il possède. Je parie qu'il te maudira en face ». Dieu lui répond : « Soit ! Tous ses biens sont en ton pouvoir. Evite seulement de porter la main sur lui[49] ».

Longuement Job crie à Dieu sa détresse, son incompréhension, sa foi et sa fidélité qui vacillent, sans que Celui-ci ne vienne à son secours. Ses amis le couvrent d'explications judicieuses quant à son malheur. Rien n'y fait. Et voici qu'un jour, sans crier gare, Dieu lui répond, lui parle longuement de sa créature préférée, la plus parfaite : c'est l'hippopotame ![50] Et là se joue tout soudainement le passage de Job à cet autre *niveau de conscience*, dont parle Marie de Hennezel, qui lui permet de dépasser sa souffrance et qui fait fi de toutes les explications logiques. Il vit une relation fulgurante et intense avec la divinité, qui ne passe ni par la raison ni par l'effort, à un moment qui ne lui appartient pas, et qui lui apporte la paix intérieure.

On pourrait alors proposer que si l'accompagnant accepte de consentir, face à la souffrance, à « un non-savoir radical » (Causse, op. cit.), cette humi-

---

[48] C'est Josué, le prophète, qui raconte cette histoire au chapitre 10 de son livre.
[49] Plus tard, Dieu donnera à l'Accusateur l'autorisation de toucher aussi à la personne de Job.
[50] On se serait sans doute attendu à voir figurer l'homme au premier plan !

lité pourrait bien favoriser l'ouverture à une progression spirituelle du patient, en un moment de son existence où la conscience de sa vulnérabilité entraîne un autre rapport à la vie. Car l'écoute empathique de l'intervenant lui offre une chance d'avancer dans sa quête du sens plutôt que de risquer qu'il se confine dans une position de récipiendaire des leçons de «quelqu'un qui sait».

Par ailleurs, il est bon de garder en point de mire une opinion selon laquelle «l'être humain n'est pas que souffrance, il est appelé à faire quelque chose de ce qui est arrivé ou de ce qui arrive aujourd'hui» (Pacot, 2003). Ce quelque chose pourrait être, par exemple, un effort de réflexion sur soi-même pour reprendre la barre en mains et, peut-être, parvenir à faire émerger le meilleur de soi-même, une fois sorti du conformisme (obligatoire, croit-on). Le processus, à l'hôpital, ne se fait pas dans l'ignorance de la réalité biomédicale et de l'existentiel : il les englobe dans son questionnement, il en fait des outils.

«Faire quelque chose de ce qui arrive», c'est aussi prendre conscience du fait qu'il vaut la peine de ne pas en être complice, quel que soit le microcosme dans lequel on peut évoluer. Face au malheur, l'homme possède grosso modo deux types de réactions possibles : l'expliquer, lui trouver de bonnes raisons, ou bien retrousser ses manches. Louise, approchant de sa nonantaine, ne s'en laisse pas conter sur le plan des restrictions auxquelles elle doit faire face, malgré aussi sa canne et ses douleurs[51] : «j'ai décidé que je ne laisserais pas la souffrance détruire l'autre ni me détruire moi-même». La poignée de mirabelles qu'elle ramasse à grand-peine sur un escalier l'introduit dans le *cheminement* vers cet «autre niveau de conscience» que mentionne Marie de Hennezel. L'accompagnement consiste alors à stimuler chez le patient le désir de rechercher cette progression, quels que soient les tâtonnements requis et sa charge émotionnelle.

> *«(...) Celui qui crée du sens dans le quotidien, dans la société dans laquelle il vit, même s'il a l'impression que c'est du "petit sens", éprouve et fait éprouver aux autres que le sens du Tout se situe dans la ligne du petit. Il sait alors qu'il est sur le chemin, même s'il ne sait pas quand se situe l'aboutissement de la quête» (Caspar, 1992).*

Cet auteur ajoute : *«l'important dans le voyage n'est pas tant de voir l'étoile mais d'abord de trouver la direction de l'étoile».*

2.5 Les étapes du cheminement

Accompagner la souffrance nous confronte donc à l'impuissance et nous oblige à l'humilité. «Plus nos malades s'interrogent sur le sens de la maladie, plus il faut qu'ils puissent s'exprimer. Et non pas recevoir une réponse»

---

[51] Voir ci-dessus «l'éclairage psychosociologique sur le vieillissement».

(Tournier, op. cit.). Ici se jouent de longs moments d'écoute, voire de présence silencieuse, qui sont l'antithèse d'un discours qui se prétendrait, par lui-même, victorieux du mal. «Le malheur, c'est de se croire obligé de parler», écrit encore Paul Tournier.

Pour entrer concrètement dans le sujet, on peut proposer ici qu'accompagner la souffrance, c'est travailler sur trois axes: la liberté intérieure du patient, sa responsabilisation personnelle et sa quête du sens.

2.5.1 Liberté intérieure et responsabilité personnelle

Viktor Frankl écrivait: «Certes, la personne humaine est limitée, tout comme sa liberté. Elle n'est pas libre par rapport aux conditions qui l'entourent, mais elle peut prendre position à leur égard» (op. cit.).

La maladie fait partie des événements incontournables de la vie. Tôt ou tard elle doit être traversée; seuls diffèrent les moments et les degrés de sa gravité. A l'hôpital, l'angoisse et les questions sont là, parfois esquivées grâce au déni, aux anxiolytiques ou aux antidépresseurs. Et encore.

Le patient reste libre de la réponse qu'il va donner au fait qu'il doit être hospitalisé. Il est responsable de ce qu'il devient, dans la limite de ses dons naturels et de son environnement, ajoute Frankl. Cet auteur écrit aussi que l'homme possède en lui deux potentiels, «celui d'être un porc ou celui d'être un saint (…): c'est lui qui décide lequel il veut actualiser, indépendamment des conditions qui l'entourent» (op. cit.). Il existe un vaste choix de terrains entre ces deux positions extrêmes.

En écrivant ainsi son credo psychiatrique, Frankl faisait principalement allusion à ses co-détenus des camps de concentration. On peut se proposer d'éclairer par ce point de vue le contexte hospitalier, toutes proportions gardées bien sûr: comme nous l'avons déjà vu, le patient se sent fréquemment dans une position de soumission face au pouvoir médical, à l'institution et au mauvais sort qui est le sien. Face à ce sentiment, il a le choix de réagir en victime fâchée ou résignée, ou bien en être humain co-responsable de son sort. Personne ne peut le priver de la *liberté intérieure* qui lui permet de prendre cette décision; «c'est cette liberté spirituelle (…) qui donne sens à la vie» (ibid.). A ce propos, Paul Tournier évoque un autre facteur décisif dans le cheminement de l'individu: c'est la prise de conscience de sa responsabilité personnelle dans ce qu'il traverse. Non en termes de culpabilité quant aux causes, mais bien en termes de rôles possibles à jouer.

Ainsi donc se dessine un des objectifs majeurs dans l'accompagnement du patient: être à ses côtés pour lui permettre de ne pas devenir un fétu de paille ballotté par les vents et dont la vie n'a aucun sens, aucune direction.

Dans le quotidien de l'hôpital, c'est lui offrir de partir, par exemple, à la recherche de la moindre parcelle d'autonomie, plutôt que d'être passif face aux soignants et de rejeter sur son environnement l'entière responsabilité de son sort. Ou encore l'inciter à renoncer à adopter la «culture du préjudice», comme l'explicitait Boris Cyrulnik dans une interview: «si je vais mal, c'est que les autres (Etat, soignants, société) font mal ce qu'ils font ou ne font pas ce qu'ils devraient pour que j'aille bien». Car placer sur les épaules d'autrui la charge de son sort revient à rendre la crise ingérable pour l'individu autant que pour son milieu, puisque sa solution relève bel et bien d'un pacte de coopération.

Liberté intérieure et responsabilité personnelle constituent deux piliers solides du sens à la vie. Ces deux dimensions sont incontournables; elles se cultivent quels que soient le contexte et les forces de l'individu. Elles demandent souvent à être mises en route et accompagnées dans leur démarrage, car elles sont en contradiction avec les positions d'obéissance attendues du patient. Toutefois, dans le temps de l'hospitalisation, elles permettent d'ébranler, pour s'en défaire, un sentiment d'impuissance souvent présent et générateur de résignation et de dévalorisation de soi.

2.5.2 La quête du sens[52]

La souffrance est mortifère lorsqu'elle empêche l'homme de partir à la recherche du sens de ce qu'il vit. C'est le cas de la douleur. Accompagner la quête du sens, c'est donc d'abord s'assurer, à l'instar du principe des soins palliatifs, que tout ce qui contribue à assurer le confort du patient a bien été mis en place, dont la sédation de la douleur et les soins de confort, pour lui permettre de vivre le meilleur bien-être possible dans le territoire qui est le sien à l'hôpital.

Il existe quelques pièges dans cette notion de quête du sens:
- le premier réside dans le fait de vouloir chercher le *pourquoi* de l'épreuve, car la démarche débouche presque immanquablement sur une recherche de coupable: culture du préjudice, punition reçue d'un dieu inique ou encore conséquence d'un péché personnel. Chercher le sens ne signifie donc pas réfléchir à une explication possible à l'épreuve, mais bien s'efforcer d'*utiliser l'événement* pour parvenir à découvrir des ressources personnelles, afin que la vie soit meilleure, plus aisée ou plus forte, donc qu'elle prenne une direction voulue et un poids nouveau;
- le deuxième piège peut résider dans la recherche du *«pour quoi»*, non que la question ne soit pas pertinente, mais parce qu'elle risque d'imposer une démarche accélérée du style «new age»: «c'est pour que je règle mes problèmes avec mon père que telle maladie me tombe dessus». C'est passer un peu vite sur la nécessité pour le patient de vivre, d'observer et de partager patiemment, avec un écoutant de confiance, le contenu psycho-émotionnel de ce qu'il vit au

---

[52] Il vaut la peine de rappeler ici que «sens» signifie à la fois la *direction*, en termes d'objectifs à atteindre, et la *valeur* ou la *signification* à donner à une expérience, voire à la vie. Les deux acceptions, dans le concret, s'interpellent souvent l'une l'autre.

quotidien. Car c'est ce petit pas qui mène à la catharsis, c'est-à-dire à la libération de la tension par le biais de l'épanchement et de l'analyse. Le besoin de régler ses problèmes avec son père (sa mère, sa fratrie ou autre) pourra surgir ensuite comme une prise de conscience salutaire, donnant le départ à un *cheminement*, souvent long, il faut le dire ;
- la recherche du sens de la vie que l'on découvrirait une fois pour toutes pourrait représenter un troisième piège. En effet, écrit Viktor Frankl :
« je doute qu'un médecin puisse répondre à cette question en termes généraux. La raison de vivre, en effet, varie en fonction des personnes, du jour et de l'heure. Ce n'est donc pas le sens global de la vie qui importe, mais bien celui que lui attribue une personne à un moment donné. Poser la question d'une manière générale équivaudrait à demander à un champion d'échecs de nommer le meilleur coup au monde. Il n'existe pas de meilleur coup ni même de bon coup, sauf pour une situation donnée par une partie et pour un adversaire donné. Il en est ainsi pour l'existence humaine » (op. cit.) ;
- un quatrième piège, enfin, pourrait résider dans le fait pour l'accompagnant d'être tellement concentré sur la démarche philosophique de la question qu'il laisserait échapper une interrogation muette. Celle-ci dirait, par exemple : « à quoi cela sert-il que *je* vive ? », et pourrait révéler un état dépressif plus ou moins marqué. C'est d'ailleurs une difficulté de la position d'écoute où l'accompagnant peut se laisser entraîner à « parler *sur* » (la souffrance, l'injustice, etc.) plutôt que de rester attentif à la situation personnelle de son patient, voire de le recadrer s'il s'en écarte afin que, véritablement, celui-ci « parle *de* » (sa souffrance, etc.).

On voit que cette quête du sens est lourde de charge émotionnelle pouvant receler son lot de culpabilité, de colère et de déprime. Pour cette raison, elle demande une attention soutenue à la métacommunication avec le patient, c'est-à-dire au déroulement à proprement parler de l'entretien : choix des mots par le malade, fréquence de telle expression, mimiques, soupirs, regard, position du corps, etc. Ceux-ci sont des langages cachés sous le discours social ; ils révèlent l'état émotionnel du patient, parfois bien dissimulé sous une trompeuse façade d'adaptation à la situation. Nous en avons déjà parlé à propos de la communication non verbale.

2.5.3 *Les petits pas du sens*

C'est dans la banalité apparente du quotidien que bourgeonnent les retrouvailles avec le sens, lorsque celui-ci a été perdu de vue. Là peut prendre place un important questionnement du patient. En effet, son mal-être nous permet de réfléchir à deux notions qui jouent un rôle important dans ses capacités d'adaptation à la situation :

– l'*image de soi* : elle signe la représentation que l'individu se fait de lui-même, ce qu'il pense qu'il est. Elle résulte de ses croyances personnelles et de sa perception des réactions des autres face à lui. Cette image de soi influence son comportement dans sa vie de tous les jours. Elle est parfois si négative qu'elle entraîne le patient à la démission, plus ou moins triste ou rogneuse : « je suis impuissant, je ne vaux rien, c'est comme ça la vie ! » ;
– l'*impuissance* : la personne se perçoit comme incapable d'avoir une influence sur les événements auxquels elle est confrontée. Elle croit n'avoir ni pouvoir ni rôle à jouer dans l'atteinte des objectifs fixés (guérison ou amélioration de son vécu). Cette croyance émane parfois d'une position générale dans la vie ; elle est parfois aussi situationnelle : le patient aux soins intensifs, par exemple, a bien peu de pouvoir sur sa situation (il lui reste quand même la détermination à vivre, sans laquelle toute armada reste impuissante).

Le concept d'image de soi nous remet en mémoire la position de Carl Rogers, lorsqu'il souligne l'importance, notamment, de la *considération positive inconditionnelle* du soignant face à son patient. C'est en effet dans le regard de son vis-à-vis que celui-ci puisera un contrepoison, le cas échéant, à l'image négative qu'il peut avoir de lui-même. La position d'impuissance rappelle pour sa part le concept du *lieu de contrôle*, que nous avons développé plus haut. Ensemble, ces deux notions ouvrent la porte au questionnement du patient : au fond de lui-même, est-il réellement cette petite chose qui ne peut que subir les événements ? Qui n'a ni volonté ni compétence ?

L'accompagnement consiste alors à cheminer avec lui pour déterminer la part qui lui revient dans l'atteinte des objectifs et celle sur laquelle il a peu ou pas de choix, dont les aspects purement biomédicaux de sa maladie, à propos desquels on attend de lui, avant tout, la compliance. Toutefois, même dans ce cas, il a son rôle à jouer : questionner pour comprendre et adhérer, puis mobiliser la plus infime de ses compétences pour aller dans le même sens que l'équipe soignante. Se fixer des objectifs réalisables dans le déroulement de sa journée fait partie de cette mobilisation.

Par cette démarche, la plupart des patients découvrent progressivement qu'en eux se cache, à petite dose ou en grande vague, un désir de ne pas couler, de retrouver un pouvoir sur leur vie. Ils révèlent progressivement leur besoin de « poser chaque jour de petits actes de liberté » (Pacot 2000). Ainsi tel patient hémiplégique, qui s'était cantonné jusqu'alors dans la passivité et la critique bougonne, pouvait-il déclarer un jour fièrement, parce qu'il s'était servi lui-même sa tisane :
– Je me suis remis en marche !
Il avait entendu son besoin profond d'autonomie et cherché en lui les moyens de lui redonner vie, tout modestes puissent-ils momentanément paraître, se fixant des buts à atteindre dans la journée. Il devenait, dans la limite de ses

forces du moment, *co-responsable de son état*, premier pilier du sens retrouvé.

Comme nous l'avons vu plus haut, la compliance est une donnée éminemment mobile : elle peut être étouffée par la révolte ou le découragement ou bien alimentée par la façon d'être des soignants. Leur rôle consiste donc à informer et à expliquer aussi souvent que nécessaire la situation, le pourquoi des examens et leurs résultats, car le sentiment d'impuissance s'alimente du manque de connaissance. L'équipe doit aussi être consciente du fait que, face au malade, elle vit en décalage par rapport au temps : celui-ci vit en effet très fortement l'inconfort du *présent* de son hospitalisation, alors que les soignants ont en vue le *bien-être futur* de leur patient.

Les changements d'attitude que nous venons de mentionner permettent d'espérer une transformation du patient dans l'*attention sélective* qu'il porte aux événements ou à la situation : dans une même réalité observable, certains voient le positif avant tout, les ressources et les gains possibles ; d'autres relèveront le défaut, la petite bête, voire l'échec permanent. Si le patient est amené à prendre conscience de sa façon de voir le monde et, lorsqu'elle est négative, s'il accepte de partir à la recherche des éléments positifs dans sa vie présente (la douceur de tel soignant ou le soutien inattendu de son voisin, par exemple), alors son changement progressif de vision peut lui offrir un contrepoids non négligeable au découragement ou à la victimisation. Il résulte souvent d'un coup de rein à donner, d'une décision à prendre et débouche sur la mobilisation de ressources inattendues. Parmi celles-ci figure la découverte de sa *liberté intérieure* quant aux réponses à donner à la souffrance, deuxième pilier du sens à la vie.

Cette mise en éveil structure un temps qui, sinon, se fait désespérément lisse et dépourvu de sens : «(…) donner du sens à sa vie, c'est aussi et surtout donner du sens à chaque instant vécu, à chaque minute de vie, c'est vivre en état d'éveil» (Poletti & Dobbs, 2002). Si la maladie n'en permet pas toujours autant, elle peut servir d'initiation à ce mode de vie, car «c'est un parcours, un long apprentissage qui doit se manifester dans l'instant, dans chaque instant». Ces auteurs ajoutent encore : «s'adapter positivement, créativement, tout en respectant ses valeurs, tout en honorant la direction que l'on donne à sa vie, voilà bien le défi devant lequel tout être humain est placé». On pourrait ajouter aussi qu'il peut être le prélude, pour certains, à la découverte de façons nouvelles de vivre les événements.

Ce cheminement pourrait être illustré par ce que déclarait un patient, victime du tsunami qui a ravagé l'Asie du sud-est en décembre 2004 :

> «*Avant le raz-de-marée, je ne pouvais pas prévoir ce qui allait arriver : je vivais, insouciant, mes vacances au soleil. Puis la vague est arrivée. Je ne m'y attendais pas du tout. J'ai été submergé, assommé par l'eau. J'ai perdu tous mes points de repère. Je ne savais plus où était le haut ni le bas, ni quelle était la direction que je devais prendre pour me*

sauver. Il fallait faire vite pour ne pas étouffer. Puis quelqu'un est venu à mon secours.
Il m'a mis en sécurité, il est resté près de moi. Je suis resté longuement couché pour reprendre des forces. Petit à petit, j'ai pris conscience de mon environnement. Puis j'ai senti bouillonner en moi la colère contre le cataclysme. Je n'ai pas voulu que la catastrophe ait le dernier mot. A partir de là, tout était possible. J'ai pu me remettre en route et je me suis découvert tout autre que celui que je croyais être».

L'accompagnement dans la quête du sens ne vise ni loin ni haut. Il vise le terre-à-terre, ce avec quoi il faut être en paix avant de vouloir aller plus haut, faute de quoi la recherche du dépassement de soi pourrait avoir des allures de fuite devant la charge émotionnelle de la réalité. A ce sujet, ce n'est pas sans fondement que Maslow (1957) a proposé sa *pyramide des besoins*. Ce chercheur a établi que l'homme possède cinq grands types de besoins et qu'il en recherche la satisfaction dans un ordre donné: à la base de la pyramide se trouvent les besoins physiologiques liés à la vie et à sa conservation. L'étage suivant concerne les besoins de sécurité face à la société, à l'emploi, à la maladie. Ensuite viennent les besoins sociaux de compagnie, d'appartenance, de communication. Au quatrième étage de la pyramide se trouvent les besoins de reconnaissance, englobant l'estime de soi et l'estime d'autrui, ainsi que l'attention que l'être humain recherche de la part des autres et celle qu'il leur accorde. Enfin, au sommet de la pyramide, se trouve la réalisation de soi, c'est-à-dire l'épanouissement personnel[53].

Les besoins de chaque étage de cette pyramide doivent être écoutés et respectés. Lorsque, par exemple, certaines personnes ne se soucient que de l'étage «réalisation de soi» sans assurer leurs besoins de sécurité (avoir un emploi par exemple) ni le maintien de leur santé, elles *méconnaissent* un ou plusieurs éléments importants de la réalité du problème. Les théoriciens de l'Analyse transactionnelle définissent la méconnaissance comme «l'omission inconsciente d'une information utile à la résolution d'un problème» (Stewart et Joines, op. cit.). Elle serait la porte ouverte à la passivité face à la difficulté à résoudre, amenant dans les faits sa non-résolution.[54]

2.5.4 Le kairos

C'est lors du cheminement vers le sens que se manifestera peut-être « la grande révélation » – celle qui montre à l'homme sa place dans l'univers, sa vocation ou sa mission sur la terre – au moment où il verra comment ses

---

[53] D'autres chercheurs, à la suite de Maslow, ont suggéré un sixième étage à la pyramide, invoquant les besoins spirituels de l'homme.
[54] C'est sans doute un des points faibles du mouvement hippie des années soixante, où le voyage à Katmandou représentait le pèlerinage, consommation de stupéfiants comprise, menant, croyait-on, à la réalisation personnelle et à l'épanouissement. Cela n'a été, de loin, pas le cas pour tout le monde.

aspirations profondes peuvent répondre aux besoins du monde dans lequel il vit. Au moment aussi où, pour reprendre la vision d'Erik Erikson, il décidera de «mettre sa vie au service du mieux-être de la planète (incluant le sien) (...)» (Houde, 1999), sans forcément chercher, comme le proposait avec sagesse Mère Térésa, des actions spectaculaires. Pour d'autres personnes, il suffira d'adopter une position qui rejoindrait l'enseignement du Dalaï-lama: «aidez autrui si vous le pouvez; si vous ne le pouvez pas, évitez au moins de nuire à qui que ce soit».

La survenue de ce moment n'est pas du ressort de l'accompagnant et le contraint, dès lors, à l'humilité quand il considère son action auprès du patient. En effet, elle se produit en un temps que les psychologues et les théologiens nomment le *kairos*[55] «pour exprimer le sentiment que les temps [sont] mûrs ou "accomplis" (...). C'est le temps qui indique qu'il s'est produit quelque chose qui rend une action possible ou impossible (...), grâce à la concomitance providentielle de plusieurs facteurs» (Tillich, op. cit.). Un déclic dans un parcours.

Poletti et Dobbs (2002) relatent à ce sujet la rencontre fugace d'une jeune toxicomane avec un médecin, après des années d'échec de toutes les tentatives de traitement. Cette rencontre l'amène à infléchir soudainement sa trajectoire délétère. Non que ce médecin eût trouvé *la* parole qui avait manqué aux nombreux intervenants qui l'avaient précédé, mais parce que

> *«c'était le moment où tout pouvait basculer. Pour elle c'était le kairos, cette occasion imprévisible et toujours possible. Tous ceux qui ont aidé et accompagné cette jeune femme ont fait un travail très important, indispensable. Ils ont apporté leur contribution sur le plateau de la balance, et puis, un jour, à un moment particulier, quelqu'un a prononcé la dernière parole, accompli le dernier geste qui a fait pencher le plateau de la balance, et tout a pu être différent».*

Lorsque Tillich parle de «concomitance providentielle de plusieurs facteurs», il fait résonner l'idée que le *kairos* est le moment où se croisent le cheminement intérieur d'une personne, un événement de sa vie (la maladie, par exemple) et la rencontre avec «quelqu'un [qui] pose un acte d'attention ou d'amour gratuit totalement désintéressé» (Poletti & Dobbs, (2002). On peut par exemple parler également de *kairos* lorsque Louise rencontre Hannah[56] et qu'elle découvre cet «être intérieur» qui donnera sens, désormais, à sa vie. L'indispensable humilité, encore elle, nous contraint à ne pas pouvoir décider à la place du patient à quel moment il arrivera à ce carrefour.

---

[55] La langue grecque possède deux mots pour parler du temps: le *chronos*, qui définit le temps mesurable, celui qui se déroule, et le *kairos* qui est un temps qualitatif, un moment dans le *chronos*.
[56] Voir le récit dans l'«Eclairage psychosociologique sur le vieillissement» ci-dessus.

2.6 Dépasser la souffrance?

Le titre de ces paragraphes mérite son point d'interrogation et la circonspection à laquelle il convie. Il pourrait en effet représenter l'équivalent d'un coup de fouet, qui dirait au patient: «allons, on arrête de ne penser qu'à soi!». Celui-ci serait alors conduit d'une main ferme à étouffer la légitimité de ses émotions pour regarder plus haut que son propre quotidien, là où planerait une forme de rédemption. Le risque existe que les choses se passent ainsi, sous le couvert d'une bienveillante injonction à se battre.

Or, il ne s'agit pas d'ignorer ce qui se passe, dans une manifestation inouïe, voire inhumaine, de force morale. Il ne s'agit pas non plus de se laisser couler en perdant confiance en soi et en l'avenir, de démissionner. C'est bel et bien accepter «une éprouvante descente dans la souffrance, où la personne [peut] regarder en face le visage grimaçant de ce qui l'habite au plus profond» (Arènes, 2003). Cette descente «peut permettre que la vie soit enfin possible» (ibid.): oser dire à quelqu'un son découragement et ses doutes réveille l'âme de battant qui vit en tout être humain, certes terrée parfois sous le poids des masques sociaux.

Cette descente ne se fait pas en solitaire et puise sa puissance thérapeutique dans la relation avec un autre. Boris Cyrulnik (1999) affirme que «par son attitude affective et par la représentation sociale qu'il incarne, [l'écoutant] donne au blessé la possibilité d'exprimer sa souffrance. Les tranquillisants chimiques soulagent incontestablement, mais leur action est moins rapide que l'effet-parole. Et surtout, le soulagement chimique ne dure que quelques heures, alors qu'une fois qu'on a livré son secret et qu'on a cherché à comprendre sa souffrance, on n'est plus le même, on est métamorphosé».

La métamorphose peut se présenter comme l'une des prémisses du dépassement de soi (d'autres parlent de transcendance) dont, selon Jean-Yves Leloup (1994) «l'accès pourrait bien être un clapotis, ou le miaulement du chat, cette nuit, à Bangkok».

Viktor Frankl écrit que «lorsqu'on ne peut modifier une situation – si l'on est atteint d'un cancer incurable par exemple – on n'a pas d'autre choix que de se transformer». Ainsi, se transformer et dépasser la souffrance sont-ils inséparables l'un de l'autre si l'on décide de ne pas se laisser pétrifier par l'épreuve et de ne pas souffrir pour rien.

Fischer (op. cit.) décrit plus en détail ce cheminement, qu'il associe au processus d'acceptation de la maladie. Il aboutit à l'idée que, par le travail sur soi qu'il suscite, «l'extrême peut être considéré comme un révélateur de dimensions cachées», tellement l'être humain, sous la pression de la nécessaire dissimulation sociale, vit habituellement «à l'abri des grandes interrogations sur [lui]-même». L'extrême amorcerait ainsi (ou accélérerait) un mouvement d'*actualisation de soi*[57], lequel fait émerger non seulement des

---

[57] C'est-à-dire de prise de conscience, d'acceptation et de réalisation de nos potentiels les plus secrets.

capacités inexplorées jusqu'alors, mais encore des valeurs nouvelles qui correspondent véritablement à l'individu et donnent sens à sa vie. En faisant appel au potentiel le plus élevé de l'homme, il mènerait au dépassement de soi.

L'accompagnant, pour sa part, doit trouver une assise personnelle face à la pression biomédicale, qui fait de la maladie un ennemi inconditionnel du patient. En effet, comme l'écrit l'oncologue Pierre Alberto (op. cit.), «(…) il est rare que les techniques actuelles prennent en compte l'effet positif sur la qualité de vie que provoque parfois une maladie grave, par les réflexions qu'elle suscite et l'enrichissement intérieur qui en résulte». Cela demande de la part de l'accompagnant, à n'en point douter, une certaine force de caractère doublée d'humilité, puisque l'interdisciplinarité exige aussi le respect de la position et du territoire des autres soignants.

Est-ce à dire que dépasser sa souffrance revient à traverser le pire, délibérément, en gardant les yeux ouverts et sa sensibilité face à l'épreuve? Certes oui, à condition toutefois d'avoir noué un lien de confiance en un dieu, en un guide intérieur, en une personne ou en la Vie, qui nous rappelle à intervalles réguliers que, quel que soit le temps qu'il nous reste à vivre, se cache dans l'épreuve une chance de progression, d'un niveau de conscience plus élevé, d'une perception éclairée de notre place et de notre rôle dans le monde. Qui puisse nous convaincre, aussi, que «pour celui qui sait donner un sens à l'existence, chaque instant est comme une flèche qui vole vers son but» (Ricard, 1999).

«Le pire», dès lors, change de définition. «Le pire, c'est bel et bien d'avoir traversé la vie sans naufrages, d'être resté à la surface des choses, d'avoir dansé au bal des ombres, d'avoir pataugé dans ce marécage des on-dit, des apparences, et de n'avoir jamais été précipité dans une autre dimension» (Christiane Singer, 1996).

2.7 En résumé

Avant de poursuivre, il peut être utile de revoir les différents éléments de ces derniers chapitres en présentant le récit de l'accompagnement de Robert. C'est une accompagnante bénévole en milieu hospitalier qui nous le livre.

> «– J'ai rêvé, raconte-t-il, que j'étais parti en Chine, avec pour tout bagage mon sac de couchage et ma natte. Je comprenais la langue tout à fait naturellement, je n'avais pas d'argent et, comble de dénuement, à peine arrivé je perdais mon sac de couchage. Tout seul, tout à fait ailleurs, et tout à fait démuni. Sans angoisse. Je crois que je suis mûr pour le changement!
> Robert est cadre sup' dans une grande boîte. La cinquantaine bien avancée, juste ce qu'il faut de cheveux gris sur ses tempes pour faire ressortir son regard incisif et franc. Plutôt bel homme. On le sent habitué à

commander. Face à lui, je me sens intimidée. Il me rappelle un patron que j'avais quand j'étais toute jeunette, employée de commerce sans conviction. Ses bureaux – car la haute direction s'étalait largement – se trouvaient au premier étage, moquette rouge dans les couloirs et fleurs sous chaque fenêtre. Je tremblais de peur lorsqu'il s'agissait de m'y rendre. J'étais une jeune fille émotive.

Maintenant, presque quarante ans plus tard, je me retrouve en blouse blanche face à un homme couché qui lui ressemble, mais je ne tremble plus et quand il parle de changement, je vois assez bien de quoi il veut parler.

Robert a dû gagner de haute lutte son début de sérénité. Tout a commencé le jour où "les Américains" ont racheté son entreprise : les restructurations se sont succédé à coups de machette. Le nouveau "boss" est arrivé, qui savait tout, maîtrisait tout, alignait des concepts novateurs et usait de ses antécédents de psychologue pour destructurer mentalement ceux qui représentaient, pour lui, une menace. Robert était de ceux-là.

Il a bien tenu le coup, jusqu'au moment où tout son organisme s'est mis en grève. Ce que Robert n'entendait pas de son désespoir, sa peau l'a traduit pour lui. Il s'est retrouvé à l'hôpital avec une perfusion dans le bras, couvert de pommade, le visage tellement douloureux qu'il n'en parlait plus et ne pouvait que siroter à la paille des petites soupes ultra-légères mais nourrissantes.

Je suis entrée dans sa chambre un jour, sans trop savoir, comme d'habitude, si ma démarche allait lui convenir. Il avait à ce moment-là recommencé à s'alimenter normalement, mais son atteinte était sérieuse et il n'était pas près de sortir de l'hôpital. Il m'a regardée d'un air sévère, me jaugeant en un clin d'œil :

– Ça va, vous me regardez dans les yeux, vous pouvez rester.

Je me suis présentée. Au mot "bénévole", il a tiqué. En temps normal, le terme eût été sans doute par trop chargé de connotations négatives. Il m'aurait peut-être donné cent sous pour mon goûter et basta! Mais il ne vivait pas un temps normal.

Nos premières rencontres ont été formelles. D'abord il m'a autorisée dix minutes; je suis restée debout au pied de son lit. Puis il m'a dit :

– Asseyez-vous donc, si vous avez le temps.

Et ainsi, de minutes gagnées en minutes gagnées, nous avons fait connaissance. Il a malgré tout fallu un temps infini pour qu'il prenne avec moi (et à mes yeux aussi) une allure moins cadre sup'. On ne perd pas si aisément ses habitudes. Serait-ce un des bienfaits de la maladie que de permettre plus d'authenticité et de confiance? Toujours est-il que Robert prend goût, petit à petit, à se poser des questions plus existentielles que managériales, prend le risque, aussi, de laisser parler ses émotions et de découvrir qu'il ne se désintègre pas à ce jeu, bien au

contraire. Il ne perd pas la face non plus, il émerge vers une nouvelle qualité de vie. Ainsi un jour, parlant de Caroline, son infirmière préférée :
– Ce matin, elle m'a caressé la main pour me réveiller. Ce geste, c'est comme si j'avais gagné quinze jours de lutte contre la maladie.
Robert parle de lui. De plus en plus il se défait des coups de cafard de son enfance en les racontant.
– J'étais fils de manœuvre. J'ai commencé ma vie professionnelle par un apprentissage de mécanicien. Puis, poussé par je ne sais quel démon nommé "apprendre", j'ai passé mon bac en solitaire, enchaîné sur cinq ans d'études, le soir, pour décrocher mon diplôme d'ingénieur. De formation continue en formation continue, j'ai acquis mes compétences de directeur d'entreprise. Jusqu'au moment où les Américains ont racheté la boîte et m'ont ravalé au rang de potiche. Ou de tête de Turc. Ou aussi de porte-serviette.
La chute a été tellement brutale, incompréhensible, qu'il a revécu toutes les humiliations de son enfance : un fils de manœuvre, miséreux de surcroît, ne porte que des culottes courtes et grises, des souliers noirs. Il apprend à rester humble lorsque l'instit' lui lance son cahier à la tête, à ne pas trop aller jouer dehors pour éviter les rebuffades des autres gosses du quartier, à cause de son look et de son statut. Il remercie poliment l'assistante sociale qui remet à sa mère le subside hebdomadaire pour acheter les patates, mais pas la viande, sauf à Noël. Comme adolescent, il s'en va gagner des sous après l'école pendant que les autres s'en vont aux filles et paradent au football. Tout cela a été son pain quotidien pendant des années.
– Quand j'étais en face de ce nouveau boss, je me sentais comme le petit Robert que j'avais été, avec l'envie de hurler : "Mais respectez-moi donc, je suis quelqu'un !" Le nouveau boss souriait constamment, cela aurait sans doute décuplé son ardeur. Et moi, je me serais retrouvé dix fois plus couillon. C'est alors que j'ai commencé à perdre les pédales.
Tout a lâché à l'intérieur de lui-même. Plus rien de ce à quoi il croyait n'a tenu bon : son travail comme réalisation de soi, son mode de relation avec sa femme et ses enfants, sa façon d'être dans son club de bridge, même dans le bus il ne savait plus très bien qui il était. Il me regarde :
– Finalement, heureusement que je suis tombé malade. Sans ça, j'aurais fini par me suicider.
Le soir descend, donnant à la chambre une lumière douce qui efface le décor. Exit le statif et la perfusion qu'il porte, c'est peut-être un paysage chinois que Robert retrouve en ce moment présent devant ses yeux, comme dans son rêve, symbole fort du dénuement obligatoire pour que puisse advenir le changement. »

Analyse et commentaires
Ce récit fait ressortir les points suivants :
– dans ses premiers contacts avec le patient, l'expérience de vie de l'accompagnante pourrait interférer dans la qualité de sa présence et de son écoute : si elle n'avait pas pris conscience de la relation qu'elle entretenait autrefois avec son patron en tant que subalterne, elle aurait pu reproduire une relation de subordination par rapport à Robert : «face à lui je me sens intimidée…». On peut penser que le travail qu'elle a fait sur elle-même, notamment en supervision, lui permet de ne pas rester prise dans ce filet et d'éviter ainsi d'activer la façade «cadre sup'» de Robert ;
– dans ce même ordre d'idées, elle est porteuse, face à un professionnel de haut niveau, des charges négatives qui accompagnent trop souvent le bénévolat, notamment l'absence de qualification et de fiabilité. Ces « casseroles » auraient pu bloquer la relation. On peut rappeler ici que le bénévolat n'est plus une affaire de dames patronnesses mais de plus en plus fréquemment, dans les hôpitaux, un engagement de volontaires dûment formés, responsables et encadrés ;
– alliées à un usage judicieux du capital temps dont elle dispose, les compétences d'écoute et de non-directivité de l'accompagnante permettent à Robert de choisir la forme d'entretien qui lui convient le mieux, grâce à quoi il semble se mettre à apprécier la décharge émotionnelle qui découle de la libre expression de son vécu ;
– l'histoire de Robert montre à quel point la maladie somatique, dont un des facteurs de déclenchement semble être la situation de *mobbing* qu'il a vécue, peut réactiver des souvenirs d'enfance douloureuse. Ces souvenirs demandent à être entendus, voire travaillés ; il peut être nécessaire alors, ce sera le cas de ce patient à sa sortie d'hôpital, d'entrer dans une démarche psychothérapeutique. Dans d'autres cas, l'accompagnement peut suffire ;
– ceci confirme bien les points de vue de plusieurs auteurs que nous avons cités plus haut et qui affirment que c'est ce qu'on fait de sa souffrance qui est «rédempteur» et non l'épreuve elle-même. Celle-ci est une occasion de «transformer une tragédie personnelle en victoire, une souffrance en réalisation humaine» (Frankl, op. cit.). Elle n'est toutefois pas toujours réalisable ;
– c'est probablement la patience de l'accompagnante qui favorise l'ouverture de Robert à un accompagnement puis à une psychothérapie. Le parcours de ce patient à l'hôpital peut véritablement être considéré comme *initiatique* puisqu'il est le prélude à une conception nouvelle de sa place dans la société ;
– dans le courant de ses entretiens avec l'accompagnante, Robert a souvent fait le lien entre la détresse psycho-affective qu'il a vécue sur le plan professionnel et le déclenchement de sa maladie, pour conclure

que c'est son organisme qui a «trinqué», faute d'avoir pu trouver une décharge émotionnelle adéquate. On peut citer ici les recherches mentionnées par Haynal, Pasini et Archinard (op. cit.) concernant les liens existant entre les états d'âme et le déclenchement des maladies. La réflexion conduite en psycho-oncologie montre bien également que cette préoccupation ne relève pas du folklore ou d'un imaginaire irréaliste, comme on l'a longtemps cru. Elle oblige à réfléchir à la place de l'accompagnement en milieu hospitalier;
– enfin n'oublions pas la réflexion finale de Robert: «heureusement que je suis tombé malade. Sans ça, j'aurais fini par me suicider».

3. L'accompagnement spirituel

> *L'important est de chercher ce lien par lequel nous sommes reliés avec ce qui en nous est plus Grand que nous, plus Intelligent que nous, plus Aimant que nous, plus Vivant que nous.*
>
> Jean-Yves Leloup

3.1 Introduction

Depuis toujours, l'accompagnement spirituel en milieu hospitalier a été la primauté d'un aumônier, le plus souvent ecclésiastique. Ou alors de religieuses, qui alliaient soins infirmiers et assistance spirituelle. C'était aussi l'époque où l'infirmière n'exerçait pas une *profession* mais vivait une *vocation* au service du malade, reflet de son engagement au service de Dieu.

Or, voici que depuis quelques décennies, les religieuses se font plus rares en milieu hospitalier, remplacées par des soignants (hommes et femmes) dûment salariés et reconnus comme des professionnels de la santé. L'hôpital se *laïcise*. Ainsi les Eglises n'y sont-elles plus forcément conviées, sauf quand rôde la mort dans une unité de soins: les prières à dire, les sacrements à administrer, l'enterrement à organiser. Aumônerie rime encore avec fin de vie, confession, et repentir parfois.

Quels que soient les changements du contexte et des valeurs de la société, les patients n'en continuent pas moins à se poser des questions qui ont trait à la vie, à la mort et au sens de l'épreuve. Celles-ci ne sont pas forcément exprimées en termes religieux; elles révèlent néanmoins la quête spirituelle de l'homme et les besoins profonds qui l'habitent. Qui les accueillera? A quelques exceptions près, les soignants n'y sont pas préparés. Ils ne s'y sentent pas à l'aise non plus, du fait que souvent elles s'entremêlent de religion et de dogme.

Ces questions peuvent les confronter à l'autorité de l'Eglise, à leurs propres insoumissions, à ce côté prétendument obligatoire de connaître «la bonne réponse», issue du dogme et des «bonnes façons» de penser et de prier. Elles les placent aussi, parfois, face à leur propre forme de non-adhésion: «je ne suis pas pratiquant(e)». Psychiatres et psychologues ne s'y sentent pas davantage préparés dans leur cursus de formation que les autres soignants. Ces interrogations restent-elles alors du ressort exclusif d'un autre professionnel dûment patenté, d'un «spécialiste de l'âme»?

En fait, savoir se taire représente le principe le plus important dans l'accompagnement spirituel de celui qui souffre. Il se double d'une forme de «tremblement devant le sacré de la souffrance et de la mort» (Cosette Odier, enseignement oral). A propos d'attitude face au patient, ce pasteur écrit: «(…) nous ne parlons guère de Dieu… nous l'écoutons plutôt que d'en parler, nous lui laissons prendre sa place dans le silence, nous discernons sa trace dans le tissu de ces vies» (op. cit.). Là encore, on est bien loin des certitudes à apporter, de celles qui rassurent l'accompagnant en masquant l'inconfort extrême lié aux petits pas du patient dans le labyrinthe, à ses marches arrière et à ses demi-tours.

Il fut un temps où la quête spirituelle ne trouvait sa place qu'à l'intérieur d'une religion instituée. La fonction d'un aumônier était alors d'encourager cette voie, de la nourrir et de la guider. On le voyait passer de chambre en chambre, la poche un peu lourde de son outil de travail numéro un: la Bible. Et c'était bien ainsi que la société concevait son rôle: être une présence priante dans l'hôpital, consolatrice de la dureté de la vie grâce à la bonne parole qu'il venait dispenser. C'était le temps où les Eglises ne perdaient que rarement leurs ouailles. Aujourd'hui, le tableau a changé:

« – Ah, moi, Dieu, non merci! J'en ai trop entendu. Je ne crois plus à toutes ces foutaises. Merci quand même pour la visite.
Il est presque au garde-à-vous dans son lit, coincé entre la perfusion et ses volumineux pansements. Sans défense. A part le bagout.
Comme d'habitude, je n'ai fait que me présenter. Mon badge d'aumônier l'a fait se crisper, se mettre sur ses gardes. Il est vrai que le mot donne davantage à penser à la bienfaisance, au sermon ou à la mort qui rôde, plutôt qu'à la franche rigolade. C'est pourtant bien un moment comme cela qu'il voudrait vivre, pour se changer des perfusions qui se succèdent et lui font sauter les veines. Car il était autrefois, dit-il, "pétant d'humour", riant de tout. Puis un jour, une petite grosseur lui est apparue:
– Un pet qui reste coincé,
a-t-il dit, goguenard, pas trop sûr pourtant de son hypothèse. Mais "le pet" est resté et Francis s'en est allé voir le médecin de sa compagnie. Car Francis est militaire de carrière. Dans l'armée, on est des durs, des hommes, des vrais mecs, quoi. C'est pour cela qu'il a éclaté de rire quand le médecin l'a expédié à l'hôpital:

– Allez, toubib, tu te prends trop au sérieux!
Pourtant, il a posé son uniforme, a repris sa tenue de civil – avec un pantalon qui lui serrait un peu trop à la taille – et s'est mis en route. Un bus, le train et encore un bus. Face à l'hôpital, il a eu envie de faire demi-tour. Ou de se réveiller du rêve complètement idiot qui envahissait sa journée.
Il a continué, pourtant, jusqu'au guichet des entrées. A décliné poliment son nom, son grade, son adresse, sa religion. A suivi l'infirmière venue le chercher pour le conduire dans l'unité. S'est déshabillé – "est-ce que je laisse mon slip sous ma chemise de nuit?" – s'est mis au lit, a attendu. Francis le légionnaire. Même s'il n'est pas légionnaire, je trouve que le titre lui convient bien. Il a fait la guerre, il a fait le pitre, l'amour à la sauvette. Et voilà que maintenant, il est tout seul dans un lit, dans une ville qu'il ne connaît pas, il n'a même pas ses galons et son arme pour se rassurer. Ni la caserne qu'il connaît dans ses moindres recoins. Qu'est-ce qui lui reste de son identité, de ce qui lui permet de dire "je suis" et de se sentir bien là où il est? Il est tout nu dans une vaste chemise de nuit, lui qui n'a jamais porté au lit qu'un pyjama bien adapté à sa carrure, athlétique malgré ses cinquante ans.
Le médecin est arrivé, l'a ausculté. On lui a fait des tas de piqûres, des radios, une biopsie, un scanner. Et puis on lui a dit: "cancer". Ça lui a donné envie de rire:
– Eh, les gars, il y a erreur!
Rigolard, il l'est toujours, mais avec une drôle de petite boule qui monte et qui descend dans sa gorge.
– Des glaires, c'est sûr.
Depuis, il a connu le parcours classique des cancéreux. Et le voilà vissé au lit devant une femme qui arrive avec une étiquette "aumônerie" sur la poitrine.
– En tous cas, côté religion, je n'entre pas en matière, dit-il. Il fronce les sourcils. Ses souvenirs d'Eglise ne lui disent rien qui vaille. Le "caté", c'était un amoncellement de préceptes, de commandements, d'obligations en tous genres. Une génuflexion au premier claquement des mains du curé, on se relève au deuxième. Là, tout au fond de l'église, Dieu veille à la stricte exécution de Ses ordres:
– Voici comment M'adorer. Et gare à toi si tu Me manques de respect. Du côté des sacrements: baptême sans doute, première communion, confirmation. Mariage pas du tout. La prochaine étape, côté eau bénite, c'est la mort. Et là, avec le cancer, ça pourrait bien approcher.
– La mort ça ne me fait rien. Mais je ne supporterais pas d'être dépendant, un légume avec des tuyaux partout.
Il s'est toujours débrouillé tout seul. Il sait coudre, cuisiner, repasser. Une vraie vie peinard, quoi.
– Les femmes, quand on est dans l'armée, on n'y pense pas plus que pour...

Il s'interrompt. Il est devant une dame, il y a des choses qui ne se disent pas.
– Oui. Au fond, ma vie ça va bien. S'il n'y avait pas cette putain de maladie.
Et cette putain de solitude, Francis ? La caserne où on se met à l'abri de l'attachement, ce monde de mecs où on est tous des solides, pas des mauviettes, même quand l'angoisse et la nostalgie vous vrillent le cœur. Foutue habitude de ne jamais dire "j'ai mal", de ne jamais lâcher prise. Et voilà que la maladie ébranle les fortifications, ouvre la porte à la confidence lorsque semaine après semaine elle ne vous quitte pas :
– Je me souviens, quand j'étais môme, j'avais un ours en peluche tout râpé. C'était mon seul jouet, on n'avait pas les moyens d'en avoir plus. Je le prenais dans mes bras pour dormir.
– Ce n'est pas rien, le besoin de tendresse.
– Non, c'est pas rien.
Francis a fermé les yeux. Il retrouve peut-être, au coin de son cœur, ce nounours d'autrefois si follement chargé d'âme. Il y a bientôt deux heures que nous sommes ensemble. Je me sens envahie de tendresse pour ce petit garçon roulé en boule autour d'un ours en peluche, devenu militaire de carrière, grand et fort. Et cancéreux.
L'infirmière est entrée pour changer ses pansements. Francis ouvre les yeux, je prends congé de lui. Il sourit, murmure :
– Ça ira bien.
Je pose la main sur son front, marqué de puissantes rides. C'est ma façon de lui répondre en silence. Ou peut-être, en matière de tendresse, un geste téléguidé par un dieu qui ne fonctionne pas sans les hommes :
– Dis-lui de Ma part... »

Analyse et commentaires
Un des premiers éléments à apparaître dans ce récit est le besoin de Francis de dire son identité, lui qui se retrouve dépossédé à la fois de son statut de militaire de carrière et de ses attributs (l'arme et les galons). On peut penser qu'en prenant du temps pour écouter l'histoire de vie du patient, l'accompagnante lui permet de se *reconstruire* plutôt que de rester «tout nu dans sa chemise de nuit», identité comprise.
En matière d'accompagnement spirituel, on peut constater que les premiers éléments que Francis évoque sont ses souvenirs d'éducation religieuse, qui justifient largement pour lui son rejet de toute forme de spiritualité. Si la personne qui lui rend visite en était restée là – à vouloir peut-être défendre l'Eglise ou le Ciel – elle aurait sans doute provoqué une rupture d'autant plus forte que Francis avait annoncé la couleur : «je ne crois plus à toutes ces foutaises».
Or, elle se borne à s'asseoir et à accueillir le récit de Francis, ses colères, ses peurs et ses humiliations, sans porter de jugement ni chercher à le raisonner. Elle se tait et écoute, lui permettant de baisser la garde.

3.2 Redéfinir la spiritualité

Est-ce à dire que Francis n'a plus de préoccupations spirituelles ? Il faut sans doute, pour pouvoir répondre à cette question, redéfinir l'élan spirituel. Marie de Hennezel (1991) propose l'éclairage suivant : «à partir du moment où une personne ne se sent pas réduite à son être biologique, où elle sent, où elle vit sa dimension ontologique, elle vit une forme de spiritualité (...). On peut vivre une spiritualité sans pour autant adhérer à une croyance, à une religion et à ses dogmes».

Une autre définition est donnée par Paul-André Giguère (cité par Hétu, 1997). Cet auteur parle d'une «attente active et soutenue à des réalités situées au-delà des intérêts personnels et des satisfactions immédiates, suffisamment intense pour présider à des décisions et à des engagements qui sortent la personne d'elle-même».

Nous prendrons encore en compte la vision de Francis Martz (1997): «disons que [la spiritualité] est l'endroit le plus secret de la personne, sa capacité de relire sa vie, de se référer à des valeurs qui la dépassent, lui permettant de donner un sens à la vie ainsi relue ; elle est aussi sa capacité à se projeter vers l'avenir, lui permettant d'espérer au-delà de la mort».

Il faut donc admettre que la quête spirituelle trouve sa place aussi hors de toute religion instituée, pourvu qu'elle signe la recherche vers plus d'humanité et de compassion, doublée de confiance en «cette inhérente poussée pour croître» (Houde, 1999)[58] existant chez tout être humain comme une force vitale peu commune. Cette quête, toutefois, semble bien ne pas pouvoir faire l'économie d'une relation avec une puissance supérieure, quel que soit le nom qu'on lui donne.

Il est donc utile de considérer séparément l'accompagnement spirituel et l'accompagnement religieux. Celui-ci reste du domaine des ecclésiastiques, puisqu'il vise à permettre au patient de vivre des rituels et de recevoir des sacrements, en accord avec son appartenance religieuse et en lien avec sa communauté spécifique. L'accompagnement spirituel, lui, veut offrir avant tout au patient une présence écoutante capable d'accueillir ses émotions et ses questionnements sur le sens de la vie et de la maladie, voire de la mort, de trouver son espoir face à la souffrance, de nommer ses ressources et de trouver, peut-être, une forme de pacification par rapport à certains aspects de sa vie.

Cette position-là est bienfaisante pour le patient. Par contre devient nocive toute velléité d'affirmer qu'il n'y a qu'à travers la religion, le dogme ou même la foi, qu'on peut se diriger vers une forme de paix intérieure. On peut prier sans appartenir à une Eglise, «dans le secret de sa chambre», disait le Christ.

---

[58] Cet auteur cite les recherches menées à ce sujet par Ann Weick en 1983.

3.3 Les renoncements obligatoires

L'accompagnement spirituel implique donc, de la part de l'intervenant, un certain nombre de réaménagements, placés sous le signe de renoncements obligatoires :
- tout d'abord l'abandon de certaines postures religieuses traditionnelles, comme nous venons de le voir, qui disent qu'il n'y a pas de salut hors de l'Eglise, que c'est par elle que se fait le passage vers Dieu ; celle hors de qui n'existe aucune spiritualité. Puis l'abandon, aussi, d'une position de «défenseur du Ciel» : l'accompagnant aujourd'hui n'a ni le droit ni le pouvoir d'éluder le fait que les affirmations dogmatiques sur la bonté et la toute-puissance divine, clamées autrefois, se heurtent aux silences de Dieu face à la cruauté, souvent, de l'homme et de la nature : «Moi, ce qui me préoccupe», dit l'athée, «ce n'est pas ce qui s'est passé en des temps immémoriaux, mais bien ce que nous vivons aujourd'hui. Pourquoi *maintenant* Dieu, s'il existe, reste-t-il si caché et si discret?» (Keshavjee, 1998);
- il est salutaire aussi de renoncer à vouloir énoncer une parole qui ferait mouche. Savoir se taire devient également une des vertus premières de l'accompagnant spirituel, afin que son écoute demeure véritable et ne se dégrade pas «en simple attente du moment favorable où [il] pourra énoncer une vérité prétendument univoque» (Causse, op. cit.). Savoir renoncer, enfin, à donner une réponse toute faite aux questions, d'abord parce qu'il n'existe pas de point de vue universel face aux grandes interrogations de l'humanité – bien que certains dogmes se réclament de cette prérogative – et ensuite pour que le patient trouve à l'intérieur de lui-même ce qui fait sens à sa vie et à son cheminement. Pour qu'aussi, celui-ci ne «[tombe] pas dans le piège de se réfugier dans le spirituel» (Simone Pacot, 2003) en plaçant sa souffrance, lorsque la charge émotionnelle qui lui est liée devient trop forte, sous un sceau expiatoire et/ou rédempteur sous lequel il demeurerait et qui le conduirait à la résignation;
- cela pourrait revenir à s'inspirer de la démarche de la *génération des chercheurs*: W.C. Roof (1993) décrit ainsi des croyants «nouveaux» qui prennent de la distance par rapport aux rites, aux usages et aux dogmes des Eglises en tant qu'institutions. Méfiants à l'égard des réponses toutes faites, ils s'écartent de l'écoute respectueuse et soumise d'une prédication au profit du questionnement et de la méditation. Leur démarche met en lumière ce que certains voient comme la *faillite du langage religieux*: des mots tels que «bénir», «aimer», ou «sauver» ont longtemps fait partie de notions que l'homme (ou la femme) de la rue recevaient tels quels[59], comme s'il n'y avait pas de dissonance possible entre l'effet promis par le prédicateur et la

---

[59] Certain patient utilisa un jour le terme de «gober».

réalité perçue au ras des pâquerettes du quotidien. Une conscience élargie du mot «bénir», par exemple, implique que le croyant s'interroge sur la profondeur de la relation qui l'unit à la divinité qu'il invoque, plutôt que l'acte de la bénédiction soit vécu comme une touche un peu magique protégeant l'être humain contre le mal, à l'instar d'un vaccin.

Ainsi donc les «chercheurs» s'interrogent-ils sur la résonance de ces mots dans leur vécu d'aujourd'hui, dans leur histoire personnelle, en nommant leurs doutes, leurs déceptions et leurs blocages plutôt que d'entrer a priori dans une position de reconnaissance soumise. Ils visent une *adhésion* spirituelle, un cheminement personnel et un élargissement de la conscience quant aux incertitudes, aux risques et aux enjeux de leur foi, ce qui est bien loin d'une obéissance inconditionnelle à une parole.

On n'est pas loin de la prudence que recommande Godin (1981) lorsqu'il parle du risque qu'il y a à plaquer, notamment, le terme de «Providence divine» sur certains événements de la vie. Cet auteur écrit que c'est une pratique qui «dispense de chercher un autre sens que celui de la soumission résignée, mais, en mêlant Dieu (dieux, ancêtres, sorciers) à des situations où il n'a que faire, elle réduit l'anxiété sans pour autant stimuler le désir de changer les situations par des moyens appropriés». Elle favoriserait, au fond, une position d'attente passive que «ce qui doit advenir advienne».

3.4 Une position inconfortable

Face aux questionnements spirituels, voire religieux du patient, l'accompagnant doit alors se transformer en écoutant facilitant, selon le point de vue de Haight et ses collaborateurs (1995) que nous avons déjà présenté dans cet ouvrage, car ils signent une souffrance profonde qui réclame d'être accueillie et entendue avant toute chose. Le récit concernant l'accompagnement de Michèle est très parlant à cet égard:

> «– *Anaïs était mon seul enfant. Quand elle m'a annoncé son diagnostic, j'ai pensé tout d'abord "on verra bien, on a encore le temps". Mais les semaines passaient sans qu'elle vienne m'annoncer que ça y était, que l'alerte était terminée, que tout revenait dans l'ordre. Puis j'ai compté le temps qui restait: le médecin avait annoncé une année de survie, il restait encore plus de dix mois à la voir, à l'aimer, à faire aussi comme si de rien n'était, comme s'il n'y allait pas avoir cette abominable séparation. Et puis...*
> *Michèle se tait, tassée dans son lit, comme une enfant battue qui se roule en boule pour se protéger des coups.*
> *Ce n'est pas normal qu'un enfant meure avant sa mère. Même si l'enfant a cinquante-deux ans. Une malédiction chinoise, la pire de toutes probablement, profère: "Que tu sois le dernier de ta famille à mourir!".*

Michèle était la dernière : elle avait vécu déjà son lot de séparations, de sanglots, de chutes au fond du puits tellement elle n'avait plus de forces pour faire face. Et voilà que c'était au tour d'Anaïs de s'en aller. Il ne lui restait plus à elle, la mère, qu'à grelotter, se coucher, sentir l'infinie solitude autour d'elle, les ténèbres et l'abandon. Et mourir à son tour.
Sauf que l'on ne meurt pas forcément de son chagrin. Michèle a survécu.
– Ensemble on riait, on faisait des projets. Mais je voyais bien que son visage se creusait, que ses gestes devenaient plus lents, imprécis. Je me gardais bien de pleurer devant elle pour ne pas la démoraliser. Elle non plus ne pleurait pas. Nous étions deux monuments de courage et de force morale.
Ainsi s'est écoulée l'année. Puis la tumeur a progressé de plus en plus vite. Anaïs a perdu la vue. Michèle a perdu l'espoir, le souffle, le sommeil. Elle était toujours près d'Anaïs, dans le silence pour ne pas la fatiguer. Avec tant de sanglots bloqués au fond de la gorge qu'elle se réveillait de ses brefs moments de sommeil en suffoquant.
Anaïs a perdu conscience. Anaïs est morte. Cette ex-petite fille espiègle, devenue femme radieuse, peintre de talent et belle comme pas possible, a finalement, comme on dit, rendu son âme à Dieu.
A propos de Dieu, Michèle est allée voir, un jour, un homme d'Eglise. C'était avant qu'Anaïs ne perde la vue, mais elle était déjà bouffie par la cortisone.
– Comment Dieu, avait-elle demandé, peut-il permettre qu'une enfant si belle, si douce et si douée perde sa vie de façon, comme ça... ignominieuse ? Anaïs était née pour vivre, pour aimer, pour exprimer la beauté en touches de couleurs. Pas pour agoniser ainsi pendant des mois.
Michèle était restée digne, forte, courageuse. Dans la famille, on ne se laisse pas aller. Est-ce suffisant, aujourd'hui, de voir sa fille unique mourir pour avoir le droit de pleurer ? Un tout petit peu ? Et surtout pas devant elle ?
L'ecclésiastique avait écouté, hochant la tête. Il avait mal supporté la colère, pourtant bien timide, de Michèle :
– Mais comment peut-Il permettre ça ?
Ça : en une minute, les cinquante-deux années écoulées avaient refait surface. Le premier sourire, les premiers pas, les premières gammes sur le piano familial, les dessins, les premiers tableaux. Tant de joies partagées et de goûters d'anniversaire. Mais aussi les nuits hachées par les inévitables maladies d'enfance et les cauchemars, tout aussi inévitables ; la révolte d'une adolescente qui fugue, un jour, pour sortir des rails familiaux et devenir elle-même. Une incroyable succession de petits et de grands bonheurs saupoudrés constamment de séparations, de

douleurs et d'angoisses. Enfin la célébrité, car Anaïs était un peintre au talent reconnu.
Jusqu'à l'ultime coup de poignard du diagnostic : tumeur au cerveau, inopérable, incurable. La condamnation. Comment peut-Il permettre cela ?
– Mais Dieu est Amour, Madame!
avait dit l'homme d'Eglise.
Drôle de Dieu, drôle d'amour. Comme cet amour maternel qui envoyait gicler au loin Michèle et son besoin de tendresse lorsque, enfant, son genou saignait d'avoir atterri sur le béton caillouteux : "défense de dire que je ne t'aime pas, la souffrance c'est pour ton bien, pour t'apprendre à vivre". Au nom de la souffrance rédemptrice, Michèle a appris à ravaler ses larmes, à garder pour elle ses émotions, avec ce quelque chose en elle qui reste noué au pire moment de l'ultime séparation d'avec Anaïs.
Il y a plus de dix ans qu'Anaïs est décédée, que les sanglots et la colère restent bloqués au travers de la gorge de Michèle. Peut-être parce qu'elle est à son tour malade, une brèche apparaît dans la forteresse. Et Michèle se met à sangloter. C'est une tempête de larmes, un ouragan. Elle en feule tout son désespoir : son adieu gâché, sa colère contre ces incapables de médecins, dit-elle, qui n'ont pas pu sauver sa fille. Et dans un souffle elle ajoute :
– Contre ce salaud, aussi, qui me dit que Dieu m'aime alors qu'Il me prend ma fille ».

Analyse et commentaires
Ce récit met en lumière le blocage du *processus* de deuil chez Michèle. Trois points semblent jouer dans cet état un rôle non négligeable :
- l'influence prépondérante de l'éducation familiale dans l'attitude que Michèle adopte face à sa souffrance : on ne pleure pas, on ne montre pas ses émotions. Anaïs en fait de même – ce n'est pas un hasard – et toutes deux se retrouvent enfermées dans leur douleur. Indépendamment de la solitude d'Anaïs dans son chemin vers la mort, ceci n'est pas sans incidences sur le processus de deuil de Michèle, ne serait-ce que parce que mère et fille n'ont même pas pu se dire leur tristesse ni prendre congé l'une de l'autre. C'est une des premières pistes d'accompagnement que nous pouvons relever ;
- la réponse de l'ecclésiastique («Dieu vous aime») apparaît comme une fin de non-recevoir de la colère de Michèle contre Dieu. Ce faisant, il accentue l'impact des interdits familiaux face à l'expression des émotions. Michèle se retrouve dans une impasse, probablement confirmée dans son image intérieure d'un Dieu non questionnable, alors que pour elle cette démarche est urgente : «comment peut-Il permettre ça?» ;

– l'attitude de l'accompagnant d'aujourd'hui offre suffisamment de sécurité à Michèle pour qu'elle ose exploser. Il a fallu pour cela qu'il ne tente pas d'expliquer ni de justifier l'action du corps médical, tout comme celle de l'homme d'Eglise.

Lorsque Michèle s'entend rétorquer «mais Dieu est Amour, Madame!», alors que la souffrance la déchire parce que son enfant est mort, elle se braque et coule dans la douleur de n'être pas entendue. Et puis, quelque part dans ses souvenirs, rôde sans doute une soumission non questionnable mais pas moins déchirante: «L'Eternel a donné et l'Eternel a repris; que le nom de l'Eternel soit béni!»[60]. C'est pour elle comme si l'homme d'Eglise avait balayé d'un coup de main la légitimité de sa révolte. On n'est pas loin du tristement célèbre «c'est pour ton bien» de la *pédagogie noire* décrite par Alice Miller (1983): défense de se révolter contre quelqu'un qui frappe et qui dit aimer celui qu'il frappe.

La pédagogie noire était particulièrement prisée au début du XXe siècle: elle prônait l'usage de la force pour contraindre l'enfant à obéir, à étouffer en lui toute velléité de révolte contre des parents qui se transformaient en bourreaux, pour le bien de leur enfant, disaient-ils. Selon Alice Miller, tous les grands personnages du IIIe Reich ont subi une éducation de ce type. C'est cela qui ferait que Himmler, par exemple, à la vue de milliers de cadavres, pouvait dire: «Avoir vu cela et être restés corrects, voilà qui nous a forgé une âme d'acier». Toute «faiblesse» (émotion, larmes, pitié) devait, selon cette pédagogie noire, être réprimée.

Mais aussi on peut voir à l'œuvre, dans la réaction de cet ecclésiastique, ce que Jung (1973) appelle «un moyen de défense puisé dans l'arsenal religieux: le dogme». En effet, la mort d'un enfant est absurde, simplement absurde et inacceptable. Irréversible aussi quant à la blessure profonde qu'elle provoque. Elle confronte cet aumônier «à son impossibilité de supprimer la souffrance» (Auque, 2001). C'est peut-être ce qui est le plus dur dans ce métier. Alors il s'en protège. Ceci ne veut pas dire qu'il faille condamner le dogme et le jeter simplement aux orties: «[il] ne doit pas être aboli, mais interpellé de façon à ne plus jouer le rôle d'une puissance tyrannique, qui pousse au choix entre l'hypocrisie et la dérobade» (Tillich, op. cit).

3.5 A la recherche de l'accompagnant

Consentir à un lâcher-prise du discours religieux requiert une confiance fondamentale dans le fait que «chaque corps, aussi défectueux soit-il, appartient à une conscience toujours en lutte» (Jollien, op. cit.), qu'en tout homme bouillonne une quête spirituelle et, pour reprendre la vision de Jung, qu'une image de Dieu est imprimée dans l'âme humaine et préexiste à la conscience.

---

[60] Livre de Job chap. 1, verset 21.

L'ethnologue et préhistorien André Leroi-Gourhan écrit pour sa part que les témoignages de quête spirituelle abondent dès la préhistoire, «à plus forte raison dès qu'apparaît l'*homo sapiens*» (1983). L'Evolution nous dira peut-être un jour qu'elle est incluse dans le destin de l'homme, qu'elle fait partie de son bagage.

Dieu (ou la divinité) n'aurait donc pas besoin d'être annoncé. Il suffirait de ne pas contrarier ce mouvement naturel de l'*homo sapiens*, de savoir le reconnaître et l'accueillir à travers les multiples facettes sous lesquelles il se révèle. D'être, à l'instar de Socrate, «accoucheur d'une vérité que chacun possède et qu'il ne reçoit donc pas comme extérieure à lui-même» (Causse, op. cit.). Carl Rogers ne parlait pas différemment.

L'accompagnant spirituel deviendrait ainsi un médiateur, témoin de la pérennité de la vie spirituelle en l'homme, que celle-ci passe par une lecture biblique, un processus cognitif, une contemplation muette ou encore une attitude intérieure invisible pour les yeux. Mais il devient clair, alors, que, même s'il est ecclésiastique, il ne peut plus se cantonner dans la seule écoute des croyants déclarés, ni se réfugier derrière une lecture ou une récitation, quelles que soient la valeur et l'origine des textes sacrés sur lesquels il se fonde.

Que faire, alors, au chevet de Michèle ou de Francis? Encaisser les colères et s'en retourner les épaules voûtées? Compter sur le Ciel pour pardonner (mais quoi)? Ou alors s'asseoir et accueillir: écouter la colère contre l'Eglise, parfois contre Dieu. Derrière la colère entendre l'humiliation, la peur et l'impuissance qui bouillonnent. Reconnaître la souffrance qui s'y cache. Discerner, à travers la violence du discours, les multiples aspects de l'élan spirituel et les désincarcérer du carcan de la colère. Se taire pour que puissent émerger les valeurs que tout homme héberge, fussent-elles naïves. Les accueillir et les nommer pour que celui-ci ait une chance de (re)naître, le cas échéant, à sa quête spirituelle. Se taire, encore, pour ne pas encombrer le canal de communication.

L'accompagnement spirituel requiert une authenticité, voire une vulnérabilité dénuées des voiles protecteurs des affirmations dogmatiques. Un pasteur disait: «il faut être plus solide dans sa foi que dans ses références biblico-scripturales, prendre la critique comme autant de coups qui vérifient si la maison est solide» (Cosette Odier, enseignement oral). En ceci, cet accompagnement n'appartient pas qu'aux ecclésiastiques, il peut être aussi le fait de soignants, d'accompagnants bénévoles ou rémunérés, même s'ils vivent leur foi en dehors de toute institution. Il peut être l'affaire de tout être humain qui porte en lui la confiance en une entité[61], une force ou une présence qui le transcende et qui donne sens à sa vie, même si elle ne s'appelle pas Dieu, à condition qu'il sache rester un *écoutant facilitateur*.

---

[61] Cette entité est parfois nommée «ange». Le mot vient du grec *aggelos*, qui signifie messager. Les textes bibliques font de nombreuses mentions de ces messagers, autant dans l'Ancien que dans le Nouveau Testament.

Cet accompagnement requiert aussi la conscience, comme nous l'avons déjà vu, qu'il n'existe pas une réponse qui serait seule valide face à la souffrance, à la vie, à l'espérance et à la mort. Outre l'authenticité et la vulnérabilité, il doit donc se nourrir aussi d'humilité pour éviter le sourire entendu de celui (ou celle) «qui sait» face à l'ignorant. Certaines positions de type «new age» (mais pas seulement) sont de cet acabit pseudo-bienveillant.

3.6 La prière pour guérir?

Mouvement de l'âme qui tente d'entrer en communication avec Dieu ou avec un être surnaturel, ou encore récitation de formules consacrées par le culte et la liturgie (selon le Petit Robert), la prière est à la fois objet de dérision pour certains et pratique fervente pour d'autres. Le contexte de la maladie exacerbe souvent ces deux positions.

On peut dire que, quelle que soit la forme choisie, la prière répond avant tout à un besoin de l'humain de ne pas être seul ni démuni de protection. Il va donc chercher cette dernière auprès d'un être qu'il reconnaît comme supérieur, dans une forme admise par la liturgie ou dans un élan spirituel hors religion.

Prier, à l'hôpital, c'est le plus souvent demander à être guéri. Puis se mettre à attendre la guérison telle qu'on l'a demandée. Si elle ne vient pas, se dire que Dieu n'a pas écouté. Ou qu'il n'a pas voulu. Alors qu'il le pourrait, s'il était vraiment plein d'amour pour ses enfants, comme on le dit. Ou s'il existait vraiment. Et si l'on est croyant et qu'on a été élevé dans la soumission et/ou dans la confiance, c'est émettre beaucoup d'hypothèses: sans doute Dieu veut-il que je souffre. Je l'ai sûrement bien mérité. Et de continuer son chemin, parfois, avec une souffrance supplémentaire qui vous vrille le cœur et qui dit:

– Il ne m'a pas guéri(e).

C'est alors, souvent, poser un regard de crainte ou de méfiance sur ce personnage un peu jupitérien qui décide souverainement de l'usage de sa toute-puissance, tout en observant le mal qui ronge la terre et ses habitants. Comment comprendre ainsi que, contemplant sa création, Dieu puisse dire «cela est bon», alors que l'homme vit sa souffrance au quotidien, s'interroge Keshavjee (op. cit.)? Un dieu souverain qui ne se laisse pas attendrir, mais qui parfois se manifeste: Georges Haldas (1996), avec la tendresse insoumise qui est la sienne, parle de Celui qui veille sur Jean-Baptiste, même au plus fort de la tempête. Et d'ajouter: «Ce qui, soit dit en passant, n'a pas évité à ce dernier de mourir décapité. Insondables sont les voies de l'amour...».

Prier peut donc apparaître comme une opération hasardeuse, sans aucune garantie que la souffrance s'allège, quel que soit le degré de soumission, de confiance, d'insistance ou de repentance que l'on y met. Mieux vaudrait, somme toute, faire confiance à ses propres forces ou à la science. Au moins si ça rate, on ne peut s'en prendre qu'à soi-même, à la médecine ou au manque de chance.

On peut se demander si la pratique de la prière ne révélerait pas une forme de conflit où entreraient en collision deux catégories de données incompatibles entre elles. En effet, il semble bien clair que l'homme prie (ou refuse la prière) à partir de l'image intérieure qu'il s'est forgée de la divinité et des enseignements religieux reçus. Ceux-ci parlent le plus souvent d'exaucement et de toute-puissance, faisant apparaître la prière comme une opération stimulus-réponse: «Demandez, vous serez exaucés». Les Evangiles, d'ailleurs, l'écrivent textuellement.

Nous venons de lire les récits de l'accompagnement de deux patients: Francis et Michèle. Francis, dans son enfance, est entré en conflit entre deux éléments: d'une part l'image enseignée d'un dieu irritable et prompt à punir, et d'autre part l'obligation de manifester amour, confiance et reconnaissance à un tel dieu. Pour Michèle, le conflit vient de l'image de ce dieu qui serait derrière tout événement de la vie, qui donc a voulu la mort d'Anaïs, mais qu'on lui présente, par un raccourci dogmatique, comme lui manifestant son amour.

Ces deux patients se sont trouvés dans un état de *dissonance cognitive*, c'est-à-dire de conflit insoluble entre deux idées qu'ils hébergent en même temps, et qui se contredisent entre elles. Les recherches de Leon Festinger en 1957 ont montré que cela induit chez l'homme un déséquilibre tel que ces idées ne peuvent rester en présence l'une de l'autre. Pour rétablir l'équilibre, il faut agir: soit par la soumission, faisant fi de la révolte et du sentiment d'aberration ressenti, soit par la décision de sortir totalement de la situation conflictuelle. Parvenu à l'âge adulte, Francis, par exemple, résout le problème en écartant, dit-il, toute préoccupation spirituelle. Dans cet ordre d'idées, on peut se demander si le mouvement actuel de refus de toute pratique religieuse ne trouve pas, dans ce phénomène de dissonance cognitive, un moteur puissant.

Francis accepte toutefois de livrer ses souvenirs de «caté» ainsi que les blessures qui lui sont liées et qui se réactivent aujourd'hui. Il prend le risque de perdre la face en disant ses peurs et ses humiliations d'autrefois, quitte à en pleurer. Par ailleurs, la maladie l'oblige à reconsidérer ses valeurs face à la vie, à songer à la mort, à réécouter ses besoins spirituels. Il chasse le fantôme et ajuste ses pensées. Parler à un dieu qui pourrait pratiquer la compassion devient alors possible, même si le patient n'en revient pas forcément à une *pratique religieuse* visible.

Tous les patients, il faut le souligner, n'ont pas été traumatisés par le catéchisme de leur enfance. Certains en gardent une foi confiante, même si elle est souvent questionnée et revisitée[62]. Elle semble leur permettre de vivre un événement dans la conscience, disent-ils, d'une *Présence* à leurs côtés, profondément apaisante et éclairante quant à la manière de vivre l'épreuve et d'en sortir grandis. La prière est pour eux une pratique génératrice de force et confiance.

---

[62] Nous avons évoqué plus haut à ce sujet la «génération des chercheurs» (Roof, op. cit.).

L'accompagnant, lorsqu'il est d'accord d'entendre le conflit de la prière, se trouve en première ligne face à la détresse, à la révolte et aux phrases dictées par une colère impuissante : « Il ne m'a pas guéri(e) », qui entrent en collision avec « demandez et vous serez exaucés ». Il est *témoin* de la dissonance cognitive. S'agit-il alors de bricoler une théologie pour défendre le Ciel ? De se dire qu'il y a sans doute punition sous roche ? Que l'on s'est trompé ou, pire, que l'on a été trompé ?

Parler de la prière, c'est participer à une opération à haut risque : non, le patient ne sera pas forcément guéri. Accepter d'être honnête : oui, certains silences de Dieu sont inexplicables, inacceptables à nos yeux. Affronter la réalité : Dieu ne nous exempt pas de toute souffrance. Apaiser la culpabilité : ce n'est pas le manque de foi du patient qui fait qu'il ne guérit pas. Renoncer à faire miroiter l'illusion d'une réponse magique à l'injonction qui affirmerait : priez encore, « ça » viendra.

3.6.1 Accueillir le cadre de référence du patient

Point n'est besoin d'être théologien ou aumônier pour cela. L'honnête homme en est tout à fait capable, pourvu qu'il accepte de respecter la règle d'empathie, qu'il soit croyant ou non, d'accueillir le cadre de référence du patient sans jugement ni dialogue intérieur sur sa validité, pour que celui-ci puisse faire le travail qui lui correspond intimement. Ce cheminement intérieur peut se caractériser par des étapes telles que :

- *revisiter ses représentations* : accepter de dire les blessures qui ont bloqué son évolution spirituelle, la colère, la tristesse ou la peur qui en émergent, c'est-à-dire entrer dans ses émotions et les partager. Puis se remettre en route pour identifier ses valeurs profondes et chercher comment en faire un mode de vie qui corresponde aujourd'hui à son âme d'adulte, hors de toute position de suradaptation. La voie sera peut-être religieuse, peut-être croyante ou simplement humaniste. Elle peut aussi nécessiter le rejet absolu de tout l'enseignement religieux reçu à ce jour : « que me reste-t-il lorsque j'ai fait table rase de mon "caté" d'autrefois ? » se demande Francis ;
- *faire le deuil* de ce dieu qui viendrait en fanfare soulager, par sa seule toute-puissance, la souffrance humaine. Le patient se trouve parfois dans une confiance si soumise qu'elle confine à la passivité, attendant jour après jour la disparition des symptômes et l'apparition du miracle. Lequel ne survient, il faut le reconnaître, que fort rarement. Il va lui falloir entrer dans un processus de deuil, avec toute la colère, la tristesse et l'insécurité qui en découlent.

En effet, il faut accepter « la mise à mort de certaines de nos représentations du divin. Le Dieu-trousseau de clés, réponse à toutes nos interrogations, le Dieu-mouchoir, consolation de toutes nos souffrances, le Dieu-porte-monnaie, source de toutes nos sécurités, eh bien, ce Dieu-là devait définitivement mourir» (Keshavjee (op. cit.), citant le point de vue de Georges Bernanos). Ce qui ne veut pas dire que l'autre, le vrai, l'insaisissable, en meure pour autant. Il s'est seulement dépouillé, dit Jung, de l'image que nous lui avions conférée. Mais entre le Dieu dont Nietzsche disait qu'il était mort et Celui qui reste à découvrir se situe « un interrègne plein de dangers » poursuit cet auteur: la sécurité des images toutes faites nous est enlevée, tout comme s'accroît le refus d'une théologie non questionnable sur la toute-puissance divine. Marie Balmary (1999) se demande pour sa part s'il suffit de proclamer que Dieu est mort pour que l'âme humaine se résigne à ne plus rien désirer au-delà de ce monde ;

– pour ceux qui ont vécu une relation parentale toxique – c'est-à-dire faite de maltraitance physique et/ou psychique – il s'agit de *dissocier l'image* de Dieu d'avec l'image intériorisée de leurs propres parents. Car cette dernière peut être tellement effrayante qu'elle pollue, dans le présent encore, la relation avec autrui et vient se projeter en force sur toute figure ressentie comme supérieure, fût-elle divine. Dans ces conditions, il n'est pas étonnant qu'on s'en méfie, qu'on s'y soumette dans la peur ou qu'on s'insurge contre elle. «On dialoguerait ainsi à partir de l'enfant qu'on a été et qu'on demeure, et plus celui-ci a dû se taire, plus il aurait cette force aveugle qui sculpte émotions et actes sans qu'on le sache» (Cifali, op. cit.). Simone Pacot (2000) écrit pour sa part que «(…) sans nous en rendre compte, nous réglons sur Dieu nos comptes avec nos parents»;

– enfin, il faut *oser sortir de la dualité* guérir/ne pas guérir, sans rien nier de la détresse, pour partir à la conquête d'un chemin qui débouche sur une guérison aux formes inattendues, faisant parfois découvrir au patient une vie où peuvent cohabiter la joie profonde et la conscience douloureuse de sa souffrance et de celle d'autrui. Parlant de ceux qui s'en sortent, Simone Pacot (2003) écrit: «ils sont réellement dans la souffrance et ce n'est pas pour cette raison qu'ils sont heureux. Ils sont heureux parce qu'ils sont en chemin sur la route qui mène d'une forme de mort à la vie (…)».

Là peut-être commence à apparaître la mystérieuse alchimie de la paix intérieure, que ceux qui ont mal perçoivent parfois si intensément. Jung (1963) en parle ainsi: «(…) ce ne sera plus *ma* souffrance mais *la* souffrance du monde, non plus une souffrance personnelle qui isole, mais une douleur sans amertume qui nous relie à tous les hommes. Que cela puisse guérir, il n'est sans doute point besoin d'en chercher les preuves». Il est peut-être rejoint en cela par Deepak Chopra (1997), médecin tibétain, qui écrit: «la vraie guérison débute lorsque nous découvrons à l'intérieur de nous-même cet endroit où nous nous rattachons aux pouvoirs les plus puissants de l'univers».

Ainsi, quel que soit le point de vue que l'on adopte, on s'aperçoit que prier demande avant tout l'abandon d'une posture de soumission passive à l'égard d'une divinité dont on attendrait tout, comme bénéficiaire de mannes inégalitairement réparties. En effet la démarche, lorsqu'on quitte l'image d'un dieu anthropomorphe[63], se transforme en une attention aux multiples signes reçus d'une Présence qui ne livre pas de produits finis, mais qui suggère à l'homme des parcours inattendus pour qu'il sorte grandi de l'épreuve. Une Présence qui n'obéit pas non plus aux rituels, à la pensée magique ou aux lois du stimulus-réponse, même si on prie fort, juste et longtemps.

---

[63] C'est-à-dire à qui on attribue des caractéristiques humaines. Il est intéressant de constater que ce mot vient du latin ecclésiastique *anthropomorphita*, qui décrivait «un hérétique qui attribuait à Dieu la forme humaine»!

*Se peut-il que la routine,
les creux du quotidien, privent
de l'essentiel : savoir pourquoi lutter,
connaître sa raison d'être ?*

Alexandre Jollien

V. CONCLUSION

L'accompagnement en milieu hospitalier apparaît, à première vue, comme une activité aux données relativement cernables. Toutefois, à la réflexion et à l'expérience, cette tâche se révèle dans cet ouvrage porteuse de nombreuses racines qui toutes la nourrissent et sont, en fait, indissociables l'une de l'autre sous peine de compromettre l'ensemble.

D'un côté ces racines sont ancrées dans la pensée humaniste : elles se nourrissent de la réflexion sur nos relations avec autrui, avec nous-même aussi, sur le sens de la vie et de la souffrance, sur la relation de l'homme avec la divinité, avec les religions ; sur la nature, enfin, de l'homme.

Mais aussi, elles s'alimentent des préoccupations biomédicales et managériales dans l'hôpital : exigences de la médecine aiguë, vision holistique des soins, restrictions budgétaires et compression de personnels. Entrent aussi dans cette catégorie l'appel au bénévolat, les exigences de compétence de ces intervenants et la laïcisation de l'hôpital.

Tout cela gravite autour de l'humain que l'on annonce comme placé désormais au centre des préoccupations de l'institution nommée Hôpital. Comment ces bonnes intentions peuvent-elles s'articuler en un système où la tendance biomédicale et managériale ne catapulte pas hors de vue la tendance humaniste et vice versa ? Où celles-ci s'accueillent l'une l'autre ?

Le questionnement soulevé là autour fait apparaître l'ensemble, actuellement, davantage comme une nébuleuse que comme une galaxie bien rôdée. C'est que chacun des acteurs demande à être entendu et respecté : le manager comme le soignant, celui qui veut donner sens à son travail, celui qui refuse «le steeple-chase partout identique vers rien» (William Faulkner) ; le patient qui prie et celui qui ne croit en rien, celui qui veut sortir de là vite et bien comme celui qui s'arrête, s'interroge sur le sens de ce qu'il vit et a besoin de prendre son temps.

Ces acteurs révèlent la nature fondamentalement spirituelle de l'homme : celui-ci n'est pas que poussière appelé à retourner à la poussière : il est aussi esprit, et cela l'empêche de ronronner en paix devant sa télévision.

La maladie contraint à l'homme à « [sortir] du bavardage, de l'agitation, pour entrer dans le silence intérieur » (Pacot, 2000). Pas tout le monde ne le supporte, y compris le soignant qui ne peut s'empêcher de se demander parfois, peu ou prou :
– et si cela m'arrivait à moi ? Ou pire, peut-être : et si cela arrivait à ceux que j'aime ?

La souffrance est, dans un premier temps, destructrice et ravageuse. Elle peut se transformer toutefois en chemin de croissance personnelle. Quelles que soient les apparences, elle nous attrape tous à un virage ou à un autre. Il n'y a pas de route droite à l'abri de l'épreuve, car il faut bien une brèche dans notre confort pour nous inciter à aller voir ce qui se cache derrière le calme plat des apparences. Expérience faite, c'est l'absence de souffrance qui finit par apparaître étonnante, voire suspecte.

Dieu, qui paraissait une valeur si sûre il y a encore quelques décennies, se voit délogé de son paradis d'où il observait, sans réagir dit-on, un monde qui a si mal partout. Pourtant, une voix tarabuste l'être humain, encore et toujours, en murmurant à son oreille : « Que fais-tu de ta vie ? ». Mais alors, si Dieu n'est plus au paradis, où est-Il ? L'iconoclaste a détruit la statue et sa demeure, mais l'Esprit subsiste et sa quête par l'homme se fait maintenant bouillonnante, libre et angoissante parfois, parce que sans oeillères et sans dogme pour lui dire comment être et comment penser. Il y a un risque à l'expérience intérieure, à l'aventure spirituelle, écrivait Jung (1973). Un risque aussi à se détacher d'un dieu qui fait tout, qui voit tout, qui peut tout. Cependant, mieux vaut être anxieux que tiède : la vie tranquille ignore souvent le défi de la grandeur. « Le grand amour et les grandes réussites impliquent de grands risques », écrit pour sa part le Dalaï-lama.

Mais aujourd'hui, si le prodige divin spectaculaire n'est plus à l'affiche de nos temps modernes, Dieu réapparaît en douceur lorsque suffisamment d'êtres humains se sentent porteurs d'un petit bout de miracle à accomplir, chacun à sa mesure et selon sa force, chacun porteur de compassion. Là aussi est Sa présence, parfois bien discrète faute de main-d'œuvre.

Quant à l'homme, il est en même temps un génie qui joue avec l'infiniment complexe et, lorsqu'il est confronté à la maladie, une petite chose dans un lit, qui aime la tendresse et la douceur, en découvrant l'ampleur de sa vulnérabilité et de ses peurs. En vieillissant, il considère avec effroi la dégradation de son être extérieur et la perte de ses points de repère et de ses attaches. Avec, pour corollaire, l'angoisse de se trouver peut-être perdu dans un univers sans âme ni raison.

Il trouve parfois à ses côtés quelqu'un qui accueille sa souffrance et l'aide à prendre conscience de ce qu'il porte de lumière intérieure. Sans autre projet que d'être là pour que celui qui a mal ne soit pas tout seul dans sa détresse. Ainsi l'un et l'autre deviennent-ils compagnons de route, bardés de vulnérabilités, sur un chemin fait de bosses et de cailloux, d'éclats de lumière et d'ombres inquiétantes, de nuits absolues et d'aubes qui ne se lèvent que lorsque la nuit s'est faite jusqu'au bout.

Il se peut alors, quel que soit son âge et le pronostic de sa maladie, qu'il décide de naître à nouveau, d'une vie nouvelle qu'il choisit librement, et dans laquelle il a terriblement envie d'aimer, d'être généreux et de se dépasser lui-même. Car c'est souvent dans le creuset de la souffrance, enseigne Marie de Hennezel, que se travaillent la compassion et le sens à la vie.

VI. GLOSSAIRE DES CONCEPTS UTILISES

Acceptation: volonté émise par le patient de reconnaître les choses telles qu'elles sont, d'évaluer ses limites et ses ressources pour devenir co-acteur de son sort. L'acceptation se situe à l'opposé de la résignation, dans laquelle le patient baisse les bras et entre dans la passivité.

Accompagnement spirituel: forme de présence auprès du patient où l'intervenant est ouvert aux questionnements touchant au sens de la vie, de la souffrance et de la mort. Il trouve sa place aussi hors de toute religion instituée et n'est donc pas du ressort exclusif d'un ecclésiastique.

Activité: théorie selon laquelle la réussite de la vieillesse dépend des rôles que la personne âgée peut jouer dans la société, soit par la découverte de nouveaux rôles, soit par des moyens qui lui permettent de conserver les acquis.

Anomie: situation d'une personne ou d'un groupe qui résulte de la perte des principaux points de repère; elle est caractérisée par le flottement et une forme d'aliénation, ceci en raison de l'absence de but et d'identité.

Anthropomorphisme: selon le Petit Robert, c'est la «tendance à concevoir la divinité à l'image de l'homme». Cela revient à attribuer, à Dieu par exemple, des traits de caractère ou de personnalité humains en fonction desquels il réagirait face à l'homme.

Assertivité (ou affirmation de soi): capacité à affirmer un besoin ou une position personnelle tout en gardant de bonnes relations avec son environnement.

Attention sélective: négative ou positive, elle signe le regard que l'individu porte prioritairement sur le monde dans lequel il évolue: voir le verre à moitié vide ou à moitié plein, par exemple, peut signer une attention sélective à ce qui manque ou à ce qui est encore disponible.

Attitude: disposition intérieure d'un individu qui le porte à réagir face aux personnes ou aux événements en fonction des croyances personnelles et des émotions qui sont les siennes intimement. L'attitude se dégage inconsciemment dans le comportement de l'individu, principalement dans sa communication non verbale.

Autonomie: caractéristique d'une personne capable d'accomplir un certain nombre de tâches selon son propre jugement et selon ses forces et capacités du moment, tout en tenant compte de ses liens avec son environnement social, professionnel ou affectif. L'autonomie est différente de l'indépendance, puisque celle-ci se base sur le besoin de n'avoir aucun compte à rendre à personne.

Cadre de référence: ensemble des perceptions, des croyances, des émotions et des actions à travers lesquelles l'individu se révèle et définit le monde qui l'entoure.

Caresse: concept utilisé par l'Analyse transactionnelle pour définir les stimuli dont l'homme a besoin pour vivre: être vu, être considéré, être touché, avoir une relation significative avec quelqu'un. On parle aussi de «signes de reconnaissance».

Congruence: compétence relationnelle qui signe l'harmonie entre l'attitude intérieure et le comportement d'une personne. Cette authenticité dans la relation fait partie des qualités requises dans la pratique de l'écoute centrée sur la personne de Carl Rogers.

Considération positive: capacité d'accueillir sans jugement le discours du patient, basée sur le postulat que celui-ci énonce des éléments importants de son vécu, qui font sens pour lui et qu'il a besoin de partager. C'est aussi un des éléments requis dans la pratique de l'écoute rogérienne.

Coping: recherche de moyens d'adaptation et stratégies mise en place par l'individu pour parvenir à faire face à une situation difficile.

Crise de la quarantaine: voir «mitan de la vie» ci-dessous.

Désengagement: théorie psychosociologique sur le vieillissement qui affirme que, à partir d'un certain âge, tout individu tend à se détacher et à prendre ses distances d'avec la société.

Désafférentation: en physiopathologie, c'est l'interruption des messages sensitifs parvenant à la moelle épinière. La psychiatrie a emprunté ce concept pour décrire l'absence de perception des stimuli provenant du monde extérieur de l'individu. La désafférentation sociale menace notamment la personne âgée lorsque celle-ci ne reçoit plus une attention suffisante de la part de ses proches. L'accompagnement peut représenter une forme de prévention de cette détérioration mentale.

Directives anticipées: forme de «testament biologique» par lequel une personne décrit sa volonté quant aux soins qu'elle accepterait ou refuserait concernant la poursuite de sa vie, si une maladie ou un accident graves l'empêchait un jour de s'exprimer à ce sujet. Elles ne sont ni une demande d'euthanasie ni une volonté de recourir à l'assistance au suicide.

Dissonance cognitive : malaise psychologique dans lequel se trouve une personne lorsqu'elle se rend compte qu'elle héberge en elle deux opinions qui sont contradictoires.
Double contrainte : situation d'indécision dans laquelle se trouve une personne lorsqu'elle est face à deux injonctions contradictoires l'une par rapport à l'autre. L'exemple le plus connu est l'ordre « soyez spontané ». Si la personne obéit à cet ordre, elle n'est plus spontanée, et si elle ne le respecte pas, elle enfreint la consigne. Quoi qu'elle fasse, elle a tort.
Ecoutant thérapeutique/facilitateur : concept utilisé par Haight, Coleman et Lord pour décrire une position dans laquelle l'accompagnant reste strictement aux côtés du patient, sans chercher ni à l'influencer ni à le diriger vers une position donnée, ni encore à l'amener à creuser tel ou tel sujet. Ils rejoignent en cela le rôle de « facilitateur » développé par Carl Rogers.
Efficience : rapport entre les moyens utilisés dans une situation (de soins, par exemple) et l'efficacité constatée. La réflexion managériale vise le minimum possible d'investissement pour le maximum de résultats obtenus.
Empathie : attitude de l'accompagnant ou du soignant dans laquelle il accueille et rejoint le cadre de référence et les émotions du patient sans pour autant s'y fondre ou perdre ses propres marques. C'est une des trois compétences relationnelles décrites par Rogers lorsqu'il parle de la relation d'aide et de l'écoute centrée sur la personne.
Entretien non directif : forme d'entretien avec le patient où l'accompagnant n'exerce aucune pression sur celui-ci pour l'amener à répondre à telle ou telle question ou pour qu'il se dirige vers un sujet déterminé. Il se distingue de l'entretien directif en ce que celui-ci a pour objet, notamment en médecine aiguë, d'obtenir le maximum d'informations possibles pour résoudre rapidement un problème.
Espace transitionnel : le terme de « transitionnel » a été utilisé par Winnicott pour décrire tout ce qui permet à l'enfant de quitter son milieu pour aller dans le monde, sans se sentir trop insécurisé (le « doudou » par exemple). L'« espace transitionnel » dans l'hôpital serait ce moment où le patient pourrait s'adapter en douceur aux réalités et aux exigences du monde hospitalier, tout en étant accompagné dans ce cheminement.
Image de soi : représentation qu'une personne se fait d'elle-même ; elle est influencée par ses propres croyances et par sa perception des réactions de son environnement à son égard. L'image de soi joue un rôle déterminant dans le comportement quotidien de l'individu.
Impasse : situation dans laquelle un individu se trouve bloqué dans ses réactions face à autrui ou aux événements, parce que quelle que soit la solution qu'il envisage, aucune ne lui permet de résoudre le conflit. Elle entraîne l'impuissance ou la passivité, mais aussi parfois la mise en route d'une créativité encore non sollicitée jusque là.
Impuissance : état dans lequel une personne se sent totalement incapable de faire face à une situation ou de trouver des issues possibles lorsqu'elle

est en état de crise. Le sentiment d'impuissance, bien qu'il soit parfois justifié, résulte le plus souvent d'un mélange de croyances personnelles et d'interactions négatives avec l'entourage. Il est souvent déclencheur d'états dépressifs plus ou moins marqués.

Kairos: une des traductions possibles du mot «temps» en grec. Il désigne un temps qualitatif, qui permet à quelque chose d'éclore (un événement, une pensée); il se distingue du *chronos*, qui qualifie le temps mesurable dans lequel un événement se produit.

Lieu de contrôle: il décrit l'appréciation d'une personne quant à ses chances de pouvoir contrôler ce qui lui arrive dans la vie. Il est appelé externe lorsqu'un individu pense que tout arrive sans qu'il puisse jouer un rôle dans ce qui se passe. Le lieu de contrôle est appelé interne lorsque la personne pense que tout dépend d'elle et d'elle seule.

Méconnaissance: en Analyse transactionnelle, c'est le fait de négliger inconsciemment une information qui serait utile à la résolution d'un problème, ce qui pousse à la passivité.

Mitan de la vie: concept psychosociologique décrivant la phase dans laquelle l'individu bascule dans la deuxième (et dernière) moitié de sa vie. C'est un temps plus ou moins long, au cours duquel il s'interroge sur lui et sur le sens de sa vie et qui est parfois appelé aussi «crise de la quarantaine».

Mouvement d'intériorité croissante: développement d'une attitude nouvelle face à la vie, où l'individu s'interroge de plus en plus sur lui-même et sur ses valeurs. Il s'observe plus particulièrement à partir du mitan de la vie.

Pédagogie noire: principes éducatifs particulièrement prônés au début du XXe siècle, qui recouraient à l'usage de la force pour contraindre l'enfant à obéir, tout en lui interdisant de se révolter, en affirmant que cette pratique était pour son bien. Selon Alice Miller, la plupart des grands dirigeants du IIIe Reich ont été élevés selon ce principe.

Pensée positive: principe selon lequel il faut constamment garder, face à la maladie par exemple, une pensée positive, ceci pour ne pas risquer de compromettre la guérison par des pensées négatives. Ces dernières feraient couler le patient dans l'abattement et l'aggravation de son état. Les recherches sur le stress démontrent au contraire que l'expression des émotions permet de récupérer une énergie qui devient dès lors disponible pour le processus de guérison, par exemple.

Perspective psychosociologique du vieillissement: elle complète le «modèle médical» sur le vieillissement, véhiculé habituellement par la gérontologie, en montrant que l'avancée en âge n'est pas que dégradation biologique et psychologique, mais qu'elle est aussi porteuse de chances de croissance jusqu'aux derniers moments de la vie.

Privation sensorielle: état dans lequel se trouve un individu lorsqu'il n'est plus «touché» que pour des raisons fonctionnelles. Il peut conduire à des troubles psychiatriques importants. C'est le cas de la personne âgée lorsqu'elle ne reçoit pas de manifestation de tendresse, mais également aussi le cas de certains prisonniers pendant la durée de leur détention.

Pyramide des besoins : construction proposée par Maslow pour illustrer les besoins de l'homme et leurs priorités : elle décrit à sa base les besoins physiologiques de l'homme quant à la vie et à sa conservation. D'étage en étage, la gradation révèle l'apparition des besoins psychosociaux pour terminer, au sommet, par le besoin de réalisation personnelle.

Réalisation automatique de la prédiction : tendance forte de l'être humain à penser, se montrer ou agir selon ce qu'il capte dans la communication (non verbal essentiellement) de la personne avec qui il est en relation. Un enfant, par exemple, s'il lit dans les yeux de son enseignant de l'estime et de l'admiration pour ses capacités, fournira des résultats correspondants, quel que soit son niveau de départ.

Recherche d'authenticité : une des caractéristiques de la personne vieillissante ; l'être humain, en effet, est de plus en plus porté, dès le mitan de sa vie, à réfléchir au sens de ce qu'il vit et de ce qu'il a vécu, en se débarrassant progressivement des « façades présentables » imposées par la vie en société.

Récit de vie : démarche la plupart du temps spontanée chez la personne âgée visant à raconter des épisodes marquants de son existence. Sa raison d'être est le besoin de mettre de l'ordre dans sa vie, de lui donner un sens, voire de trouver une pacification par rapport à certains événements du passé.

Réification (ou chosification) : fait de réduire un être humain à l'état de chose en le contraignant au silence, à la soumission ou à la passivité, sans lui permettre d'exprimer ni sa conception des choses ni ses sentiments.

Relation nourricière : qualité d'une interaction, quelle que soit sa durée, où la communication non verbale (regard, mimique, douceur du geste par exemple) signe l'attention portée à la présence et au bien-être émotionnel du patient. Les recherches menées par Spitz confirment la nécessité de cette qualité dans toute relation soignante.

Réminiscence : retour à la conscience de souvenirs et d'expériences passées qui sont racontés le plus souvent spontanément par la personne âgée dans son récit de vie. Ils recèlent souvent une charge émotionnelle importante. Si elle est négative, elle signe un besoin de régler une affaire douloureuse ; positive, elle peut représenter un support non négligeable dans les stratégies d'adaptation (ou coping) de la personne âgée.

Résignation : étroitement liée au sentiment d'impuissance, elle signe la fin de la volonté de combativité et, souvent, de collaboration du patient. Elle est à différencier du stade d'acceptation de la maladie, laquelle débouche sur la compliance de celui-ci.

Résilience : capacité que possède l'individu de rebondir face à l'épreuve plutôt que de se laisser couler. Ce concept a été développé par Boris Cyrulnik qui a identifié un certain nombre de caractéristiques présentes chez les résilients, tant au point de vue personnel que dans leur environnement.

Résonance développementale: capacité d'un intervenant à repérer les enjeux que traverse son patient en fonction de son âge et de son cycle de vie. Cette attitude lui permet d'augmenter son empathie face à ce dernier, par exemple face à la personne âgée racontant inlassablement ses souvenirs, et de lui proposer une réflexion allant dans le sens de son besoin.
Revalorisation narcissique: processus dans lequel une personne retrouve une image de soi positive lorsque celle-ci a été mise à mal par un ou des événements.
Sauveur (ou Sauveteur): concept utilisé par l'Analyse transactionnelle pour décrire un rôle dans lequel l'intervenant vole au secours d'un client ou d'un patient sans tenir compte de la volonté, des capacités ou des besoins de celui-ci. Le Sauveur recherche des partenaires acceptant le rôle de Victime plus ou moins soumise.
Séparation proximale: caractéristique d'une relation dans laquelle l'intervenant est présent physiquement mais émotionnellement absent, concentré par exemple sur la tâche à accomplir sans prendre en considération les besoins relationnels de son vis-à-vis.
Signe de reconnaissance: voir «caresse» ci-dessus.
SOC: abréviation d'un outil d'accompagnement et de développement personnel signifiant «sélection, optimisation et compensation». Utilisant la réflexion sur les besoins et les ressources de la personne âgée, notamment, il favorise l'adaptation au changement et à la perte.
Supervision: démarche utilisée par des intervenants exerçant un métier de l'humain (médecin, infirmiers(ères), psychologues, enseignants, etc.) pour réfléchir sur leur pratique, en bénéficiant du regard d'un professionnel formé à cette pratique. La supervision implique l'acceptation de la remise en question des croyances personnelles, des attitudes et des comportements des professionnels (rémunérés ou bénévoles).
Taylorisme: méthode d'organisation scientifique du travail s'appuyant sur la rationalisation des gestes de l'ouvrier, le contrôle des temps d'exécution et un système de rémunération considéré comme stimulant. Charlie Chaplin en a fait la caricature dans son film *Les Temps Modernes*.
Thanatose: concept développé par Maisondieu (1989) pour décrire l'angoisse de la société face à la mort; celle-ci peut entraîner la personne âgée dans une impasse, où penser à la mort est aussi insupportable que continuer à vivre.
Validation: méthode de communication positive avec des personnes atteintes de démence, mise au point par Naomi Feil. Elle utilise les symptômes comme des supports permettant au patient d'exprimer certaines émotions et de raconter certains souvenirs.
Vision holistique: point de vue selon lequel l'homme est un tout qui ne peut être abordé et expliqué qu'en prenant en considération toutes ses composantes. En médecine, elle implique une approche globale des soins qui inclut la dimension émotionnelle et spirituelle du patient.

VII. BIBLIOGRAPHIE

ALBERTO P. (1990): Psychologie et cancer: le point de vue d'un oncologue médical. Genève: Institutions universitaires de psychiatrie: *Cahiers psychiatriques genevois, 9.*
ASSAL J.-P. (1996): Traitement des maladies de longue durée: de la phase aiguë au stade de la chronicité. Une autre gestion de la maladie, un autre processus de la prise en charge. *Encycl. Méd. Chir. (Elsevier, Paris), Thérapeutique, 25-005-A-10,* 18 p.
ATCHLEY R.A. (1977): The Leisure of the Elderly. *The Humanist,* pp. 14-19.
AUQUE H. (2000): *Je parle, un autre m'écoute.* Genève: Labor et Fidès.
AUQUE H. ET LEVAIN C. (2001): *Rencontres à l'Hôpital. L'aumônerie en questions.* Genève et Lyon: Labor et Fides/Réveil-Publications.
BALMARY M. (1999): *Abel ou la traversée de l'Eden.* Paris: Ed. Grasset et Fasquelle.
BALTES P.B. ET BALTES M.M. (1989): Erfolgreiches Altern, mehr Jahre und mehr Leben. In: M.M. Baltes, M. Kohli, K. Sanes (éds): *Erfolgreiches Altern.* Bern: éditions Huber.
BATESON G., JACKSON D., HALEY J. ET WEAKLAND J. (1956): Toward a Theory of Schizophrenia, *Behavioral Science 1*: pp.. 251-64.
BERNE E. (1975): *Des jeux et des hommes.* Paris: Stock.
BLANCHET A. et al. (1985): *L'entretien dans les sciences sociales.* Paris: Dunod.
BOBIN C. (1999): *La présence pure.* Cognac: éditions Le Temps qu'il fait.
BUTLER R.N. (1995): Foreword: The Life Review. In: B.K. Haight et J.D. Webster (éds): *The Art and Science of Reminiscing: Theory, Research, Methods, and Applications.* Washington: Taylor & Francis.
CASIRAGHI L. (2002): *Diagnostic cancer.* Genève: éditions Jouvence.
CASPAR P. (1992): Préface à l'ouvrage de V. Lenhardt: *Les responsables porteurs de sens.* Paris: INSEP Editions.

CAUSSE J.-D. (2001): Quelques repères théologiques pour un ministère d'accompagnement. In: Auque H. et Levain C. (éds): *Rencontres à l'Hôpital. L'aumônerie en questions.* Genève et Lyon: Labor et Fides et Réveil-Publications.
CHALVIN D. (1995): *L'affirmation de soi.* Paris: ESF éditeur.
CHOPRA D. (1997): L'art de guérir. Préface à Baker I.A. *L'art de guérir au Tibet.* Paris: Seuil.
CHRISTEN-GUEISSAZ E. (1998): Mémoire et récit de vie chez les adultes âgés. *Gérontologie,* Paris, *1,105,* pp. 31-39.
CIFALI M. (1994): *Le lien éducatif: contre-jour psychanalytique.* Paris: Presses universitaires de France.
COLARUSSO C.A. ET NEMIROFF R.A. (1981): *Adult Development: A New Dimension in Psychodynamic Theory and Practice.* New York: Plenum Press.
CUMMINGS E. ET HENRY W.E. (1961): *Growing Old: The Process of Disengagement.* New York: Basic Books.
CYRULNIK B. (1999): *Un merveilleux malheur.* Paris: éditions Odile Jacob.
CYRULNIK B. (2000): *Les nourritures affectives.* Paris: Poches Odile Jacob.
DAFFLON P. & WANDELER P. (2002): La psychothérapie selon l'approche centrée sur la personne de Rogers. In: N. Duruz et M. Gennart: *Traité de psychothérapie comparée.* Genève: Médecine & Hygiène.
DORON R.D. ET PAROT F. (1998): *Dictionnaire de psychologie.* Paris: Presses universitaires de France.
DE HENNEZEL (1991): Conversation sur l'expérience de l'accompagnement ultime, et sqq. In: de Hennezel M. et de Montigny J.: *L'amour ultime.* Paris: éditions Hatier.
DE HENNEZEL M. (1995): *La mort intime.* Paris: éditions Robert Laffont S.A.
DE HENNEZEL M. ET LELOUP J.Y. (1995): *L'art de mourir.* Paris: éditions Robert Laffont S.A.
DE MONTIGNY (1991): Conversation sur l'expérience de l'accompagnement ultime, et sqq. In de Hennezel M. et de Montigny J.: *L'amour ultime.* Paris: éditions Hatier.
DUBOIS N. (1987): *La psychologie du contrôle. Les croyances internes et externes.* Grenoble: Presses universitaires de Grenoble.
DÜRKHEIM G. (1982): *Méditer, pourquoi et comment.* Paris: Le Courrier du Livre.
DURUZ N. & GENNART M. (1992): *Traité de psychothérapie comparée.* Genève: éditions Médecine et Hygiène.
ERIKSON E. (1982): *Enfance et société.* Neuchâtel et Paris: Delachaux et Niestlé.
FEIL N. (1994): *Validation, mode d'emploi. Techniques élémentaires de communication avec les personnes âgées séniles atteintes de démence type Alzheimer.* Paris: éditions Pradel.

FERRAND-BECHMANN D. (2000): *Le métier de bénévole*. Paris: Economica.
FESTINGER L. (1957): *A Theory of Cognitive Dissonance*. Stanford C.A.: Stanford University Press.
FILLIOZAT I. ET ROUBEIX (1993): *Le corps messager*. Paris: La Méridienne éditions.
FISCHER G.N. (1994): *Le ressort invisible*. Paris: Seuil.
FOL A. (1996): *Temps de crise, temps de croire?* St Maurice: éd. St Augustin.
FRANKL V. (1993): *Découvrir un sens à la vie*. Québec: Les Editions de l'Homme.
FUSTIER M. (1992): *La résolution de problèmes. Méthodologie de l'action*. Paris: ESF Editeur.
GIOVANNINI D. et al. (1986): *Psychologie et santé*. Bruxelles: Margada éditeur.
GODIN A. (1981): *Psychologie des expériences religieuses*. Paris: Le Centurion.
GOFFMAN E. (1990): *Asile*. Paris: éditions de Minuit.
GOLEMAN D. (1997): *L'intelligence émotionnelle*. Paris: Robert Laffont.
GOULD R.L. (1981): Transformational Tasks in Adulthood. In Greenspan S.I. et Pollock G.H. (éds): *The Course of Life: Psychoanalytic Contributions toward Understanding Personality Development*, vol. III: *Adulthood and the Aging Process*. Adelphi, M.D., National Institute of Mental Health.
GROMOLAND A. (1994): Lettre des Amis. *Bulletin des Quakers de France*.
HAIGHT B.K., COLEMAN P.L. ET LORD K. (1995): The Linchpins of a Successful Life Review. In: Haight B.K. et Webster J.D. (éds): *The Art and Science of Reminiscence*. Washington D.C.: Taylor and Francis.
HALDAS G. (1996): *Préface* à l'ouvrage de Fol A.: Temps de crise, temps de croire? St Maurice: éd. St Augustin.
HAYNAL A. (1990): Problèmes de l'affectivité et du stress en médecine psychosociale. Genève: Institutions universitaires de psychiatrie. *Cahiers Psychiatriques genevois N° 9*, pp. 133-142.
HAYNAL A., PASINI W. & ARCHINARD M. (1997): *Médecine psychosomatique: aperçus psychosociaux*. Paris: Masson (3ᵉ édition).
HETU J.-L. (1997): *Vivre une expérience spirituelle*. Québec: éd. du Méridien.
HETU J.L. (2000): *Bilan de vie. Quand le passé nous rattrape*. Ville St-Laurent: Fides.
HETU J.-L. (2000): *La relation d'aide*. Boucherville: Gaëtan Morin éditeur.
HOUDE R. (1996): *Le mentor: transmettre un savoir-être*. Paris: éditions Hommes et Perspectives.
HOUDE R. (1999): *Les temps de la vie. Le développement psychosocial de l'adulte*. 3ᵉ édition. Montréal et Paris: Gaëtan Morin éditeur.
IMARA M. (1985): L'acte de mourir, dernière étape de la croissance. In Kübler-Ross E. (éd): *La mort, dernière étape de la croissance*. Paris: Editions du Rocher, coll. Pocket.

JAMES M. ET JONGEWARD D. (1978): *Naître gagnant. L'analyse transactionnelle dans la vie quotidienne.* Paris: InterEditions.
JOLLIEN A. (2002): *Le métier d'homme.* Paris: Seuil.
JUNG C.G. (1933): The Stages of Life. In Campbell J. (éd.): *The Portable Jung.* New York: Viking, pp. 3-22.
JUNG C.G. (1963): *L'âme et la vie.* Paris: Buchet-Chastel.
JUNG C.G. (1973): *Ma vie.* Paris: Gallimard.
KESHAVJEE S. (1998): *Le roi, le sage et le bouffon.* Paris: Seuil.
KÜNZI G., KÜNZI D., VICARIO A. ET JEANDET C. (2006): *Harcèlement sur le lieu de travail. L'entreprise en question.* Lausanne: Presses polytechniques et universitaires romandes.
LAFOREST J. (1989): *Introduction à la gérontologie, croissance et déclin.* Montréal: Hurtubise HMH.
LEBLOND F. (2003): Relire et relier nos souvenirs. *Education permanente 153*, pp. 57-68.
LE BOUËDEC G. (2001): Une posture éducative fondée sur une éthique. *Les cahiers pédagogiques 393: Accompagner, une idée neuve en éducation.*
LE BOUËDEC G. (2003) La démarche d'accompagnement, un signe des temps. *Education permanente 153*, pp. 13-20.
LELOUP J.Y. (1994): *L'absurde et la grâce.* Paris: Albin Michel.
LELOUP J.Y. (1995): *L'enracinement et l'ouverture.* Paris: Albin Michel.
LELOUP J.Y. (1995): *Un art de l'attention.* Paris: Albin Michel.
LEROI-GOURHAN A. (1983): *Le fil du temps. Ethnologie et préhistoire.* Paris: Seuil.
LUBAN-PLOZZA B. ET PÖLDIGER W. (1975): *La maladie psychosomatique et le médecin praticien.* Toulouse: Privat.
MAISONDIEU J. (1989): *Le crépuscule de la raison.* Paris: Bayard Editions.
MASLOW A.H. (1957): *Motivation and personality.* New York: Harper.
MARTZ F. (1997): Accompagnement spirituel et religieux en soins palliatifs: comment les définir? *Revue médicale de la Suisse romande 117*, pp. 219-226.
MATE G. (2003): *Quand le corps dit non. Le stress qui démolit.* Québec: Les éditions de l'Homme.
MAUKSCH H. (1985): Le contexte organisationnel de la mort, in: Kübler-Ross E.: *La mort, dernière étape de la croissance.* Paris: Editions du Rocher, coll. Pocket.
MILLER A. (1983): *C'est pour ton bien.* Paris: Aubier.
MISHARA B. & RIEDEL R. (1994): *Le vieillissement.* Paris: Presses universitaires de France.
MONBOURQUETTE J. (1995): *Aimer, perdre, grandir.* Paris: Bayard éditions/Centurion.
MONBOURQUETTE J. (1997): *Apprivoiser son ombre. Le côté mal aimé de soi.* Paris: Bayard éditions/Centurion.

MONETTE L. (1991): Un défi: survivre à la mort prochaine. In De Hennezel M. et de Montigny J. (éd): *L'amour ultime*. Paris: Hatier.
NEUGARTEN B.L. (1966): Adult Personality: A Developmental View. *Human Development 9*, pp. 61-73.
NIZARD G. (1985): *Analyse transactionnelle et soin infirmier*. Bruxelles: Pierre Margada.
ODIER C. (2001): Bénévolat et services d'aumônerie. In Auque H. et Levain C.: *Rencontres à l'Hôpital*. Genève et Lyon: Labor et Fides / Réveil-Publications.
PACOT S. (2000): *L'évangélisation des profondeurs*. Paris: les éditions du Cerf.
PACOT S. (2003): *Ose la vie nouvelle*. Paris: les éditions du Cerf.
PASINI W. (1990): Self-help avec encadrement psychologique pour des patientes présentant un cancer du sein. Genève: Institutions universitaires de psychiatrie: *Cahiers psychiatriques genevois N° 9*, pp. 99-107.
PEARLIN L.E. ET SCHOOLER C. (1978): The Structure of coping. *Journal of Health and Social Behavior 19*, pp. 2-21.
PETIT LAROUSSE DE LA MEDECINE (2002): Paris: éditions Larousse/VUEF.
PIJOLLET P. (1995): Gérer les ressources adultes dans une association de bénévoles. *Revue Entreprendre N° 19: Et Dieu créa le bénévolat, face cachée de l'économie*, pp. 19-20.
POLETTI R. ET DOBBS B. (2001): *La résilience*. Genève: éditions Jouvence.
POLETTI R. ET DOBBS B. (2002): *Donner du sens à sa vie*. Genève: éditions Jouvence.
PORTELANCE C. (1992): *Relation d'aide et amour de soi. L'approche non directive créatrice en psychothérapie et en pédagogie*. Montréal: les éditions du Cram.
QUINODOZ D. (1995): Psychanalyse, psychothérapie d'inspiration analytique: une aide pour les personnes âgées. *Médecine et Hygiène 53*, 2091, 2223-2226.
QUINODOZ D. (1996): L'angoisse de la mort chez les personnes âgées en psychothérapie. *Psychothérapie 16*, vol. 3, pp.145-149.
RICARD M. ET REVEL J.F. (1999): *Le moine et le philosophe*. Paris: NiL Editions.
RINPOCHE S. (2003): *Le Livre tibétain de la vie et de la mort*. Paris: La Table ronde.
ROCHAT E. (1997): Soutien spirituel dans les soins palliatifs. *Revue médicale de la Suisse romande 117*, pp. 221-222.
ROGERS C. (1968): *Le développement de la personne*. Paris: Bordas.
ROOF W. (1993): *A Generation of Seekers*. San Francisco: Harpers.
ROSENMAYR L., MAJCE G. ET KOLLAND F. (1996): *Jahresringe, Alterngestalten*. Vienne: Holzhausen.
ROSENTHAL R. ET JACOBSON L. (1971): *Pygmalion à l'école*. Paris: Casterman.

ROTTER J.B. (1966): Generalized Expectancies for Internal Versus External Control of Reinforcement. *Psychological Monographs 80* (1).
SAINT-EXUPERY A. (1978): *Le Petit Prince*. Paris: Gallimard.
SCOTT-MAXWELL F. (1994): *La plénitude de l'âge*. Montréal: éd. Libre Expression.
SEGAL J. (1986): *Winning Life's toughest Battles – Roots of Human Resilience*. New York: McGraw Hill.
SELIGMAN, M.E.P. (1975): *Helplessness*. San Francisco: W.H. Freeman.
SELYE H. (1962): *Le stress de la vie*. Paris: Gallimard.
SELYE H. (1981): *Stress sans détresse*. Montréal: La Presse.
SERVAN-SCHREIBER D. (2003): *Guérir*. Paris Robert Laffont.
SINGER C. (1992): *Une passion*. Paris: Albin Michel.
SINGER C. (1996): *Du bon usage des crises*. Paris: Albin Michel.
SPITZ R. (1945): Hospitalisme: genèse des conditions psychiatriques dans la prime enfance. *Etude psychanalytique de l'enfant 1*, pp. 53-74.
STEWART I. ET JOINES V. (1991): *Manuel d'Analyse Transactionnelle*. Paris: InterEditions.
TILLICH P. (1970): *Histoire de la pensée chrétienne*. Paris: Payot.
TORNSTAM L. (1982): Gerontology in a Dynamic Society. In: Hareven T.K. et Adams K.J.: *Ageing and Life Course Transitions: An Interdisciplinary Perspective*. Londres et New York: Tavistock Publications.
TOURNIER P. (1984): *Vivre à l'écoute*. Le Mont sur Lausanne: éditions de Caux, diffusion Ouverture.
VALLERAND J. & SENECAL C. (1994): Le comportement d'aide: perspectives classiques et contemporaines. In: Vallerand J. (éd.): *Les fondements de la psychologie sociale*. Boucherville: Gaëtan Morin éd.
VIORST J. (1988): *Les renoncements nécessaires*. Paris: Robert Laffont.
WATZLAWICK P., HELMICK BEAVIN J. ET JACKSON D. (1972): *Une logique de la communication*. Paris: Seuil.
WEICK A. (1983): A Growth-Task Model of Human Development. *The Journal of Contemporary Social Work*, pp. 131-137.
WONG P.T.P. (1995): The Process of Adaptive Reminiscences. In Haight B.K. et Webster J.D. (eds): *The Art and Science of Reminiscing*. Washington D.C.: Taylor and Francis.

Remerciements

J'ai une dette de reconnaissance à l'égard de :

Madame Renée Houde, professeure au Département de communications de l'Université du Québec à Montréal, mon mentor, sans qui je ne serais pas tout à fait celle que je suis maintenant ;

Gilbert, mon compagnon de toute une vie, qui est aussi mon mentor, par son regard de confiance allié à une compétence professionnelle hors pair ;

Emmanuelle Künzi, infirmière de talent, qui a lu les premières ébauches du manuscrit et dont le jugement avisé a stimulé la rédaction de cet ouvrage ;

ainsi qu'envers :
les soignants et les accompagnants que je côtoie depuis bientôt dix ans et qui ont sans cesse enrichi ma réflexion par leurs remarques et leurs partages d'expériences ;

les patients que j'accompagne et qui m'enseignent la relativité de toutes choses.

TABLE DES MATIERES

I. INTRODUCTION 7
   1. Présentation de l'ouvrage 7
   2. L'approche 8
      2.1 L'analyse de l'accompagnement 8
      2.2 Les récits d'accompagnement 9
   3. L'éclairage psychosociologique 10
   4. Un exemple de travail à partir d'un récit 11

II. L'ACCOMPAGNANT 17
   1. Le métier 17
      1.1 Accompagner 17
      1.2 Une beauté mythique 18
      1.3 Une remise en question personnelle 22
      1.4 Une histoire d'impuissance 27
   2. Bénévolat et accompagnement 32
      2.1 La part du bénévole 38
      2.2 La part de l'institution 38
      2.3 Le salaire du bénévole 40
   3. Pour clore ce chapitre 41

III. LES OUTILS DE BASE 43
   1. Les 4 P 43
      1.1 Parler 44
      1.2 Partager 49
      1.3 Prendre son temps 54
      1.4 Pleurer 58
      1.5 Addendum: les 4P, une utopie? 61
   2. Le capital temps 64
   3. L'écoute 67
      3.1 L'écoute centrée sur la personne 69
   4. L'entretien non directif 71

IV. LES ACCOMPAGNEMENTS SPECIFIQUES 75
   1. Accompagner la personne âgée hospitalisée 75
      1.1 Introduction 75
      1.2 Vieillir: un fait biologique et culturel 76
      1.3 L'éclairage psychosociologique sur le vieillissement ... 77
      1.4 Deux outils spécifiques 87
         1.4.1 L'accueil du récit de vie 88
         1.4.2 Le «SOC» 94

    2. Accompagner la souffrance.. 97
        2.1 Introduction.. 97
        2.2 Face à la souffrance 98
        2.3 Les questions qui taraudent... 99
        2.4 Une classification des besoins 101
            2.4.1 Les pièges possibles de la réalité biomédicale 102
            2.4.2 L'existentiel: le vécu de l'hospitalisation.................... 103
            2.4.3 Le questionnement spirituel 106
        2.5 Les étapes du cheminement 110
            2.5.1 Liberté intérieure et responsabilité personnelle.......... 111
            2.5.2 La quête du sens 112
            2.5.3 Les petits pas du sens 113
            2.5.4 Le kairos... 116
        2.6 Dépasser la souffrance? 118
        2.7 En résumé.. 119
    3. L'accompagnement spirituel... 123
        3.1 Introduction.. 123
        3.2 Redéfinir la spiritualité 127
        3.3 Les renoncements obligatoires... 128
        3.4 Une position inconfortable... 129
        3.5 A la recherche de l'accompagnant 132
        3.6 La prière pour guérir? 134
            3.6.1 Accueillir le cadre de référence du patient 136

V.   CONCLUSION 139

VI. GLOSSAIRE DES CONCEPTS UTILISES 143

VII. BIBLIOGRAPHIE 149

657119 - Juin 2016
Achevé d'imprimer par

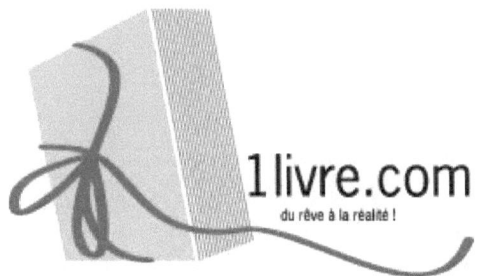